老年人
弹力带健身

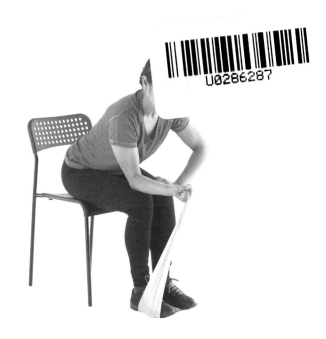

▶ 大图大字视频版

陈秀娟 编著

U0286287

人民邮电出版社
北京

图书在版编目（CIP）数据

老年人弹力带健身：大图大字视频版 / 陈秀娟编著
. -- 北京：人民邮电出版社，2023.5
ISBN 978-7-115-58510-3

Ⅰ. ①老… Ⅱ. ①陈… Ⅲ. ①老年人－健身运动－基
本知识 Ⅳ. ①R161.7

中国国家版本馆CIP数据核字(2023)第027489号

免 责 声 明

本书内容旨在为大众提供有用的信息。所有材料（包括文本、图形和图像）仅供参考，不能替代医疗诊断、建议、治疗或来自专业人士的意见。所有读者在需要医疗或其他专业协助时，均应向专业的医疗保健机构或医生进行咨询。作者和出版商都已尽可能确保本书技术上的准确性以及合理性，并特别声明，不会承担由于使用本出版物中的材料而遭受的任何损伤所直接或间接产生的与个人或团体相关的一切责任、损失或风险。

内 容 提 要

衰老会对人体的肌肉健康、骨骼健康和运动功能造成一系列不良影响，科学的健身锻炼则可以帮助人体延缓衰老，改善健康水平。

本书首先介绍了老年人进行力量训练的必要性，接着对弹力带在老年人健身锻炼中的应用优势与注意事项进行了详细说明。然后，本书通过真人示范、分步骤图解的方式，对利用弹力带进行的超过 90 个练习动作的步骤、训练目标、呼吸方法和注意事项进行了细致讲解。最后，本书提供了数个训练计划，旨在帮助老年人利用弹力带进行全面、科学的健身锻炼，从而改善运动功能，提升力量、柔韧性、灵活性及平衡能力。

◆ 编　著　陈秀娟
　　责任编辑　刘　蕊
　　责任印制　彭志环
◆ 人民邮电出版社出版发行　　北京市丰台区成寿寺路 11 号
　　邮编　100164　电子邮件　315@ptpress.com.cn
　　网址　https://www.ptpress.com.cn
　　北京瑞禾彩色印刷有限公司印刷
◆ 开本：700×1000　1/16
　　印张：10.25　　　　　　　　　　　2023 年 5 月第 1 版
　　字数：168 千字　　　　　　　　2023 年 5 月北京第 1 次印刷

定价：59.80 元

读者服务热线：(010)81055296　印装质量热线：(010)81055316
反盗版热线：(010)81055315
广告经营许可证：京东市监广登字 20170147 号

目录

第1章　老年人与力量训练

第2章　弹力带在老年人健身锻炼中的应用

第3章　弹力带训练前后的热身与放松

第4章　老年人弹力带练习动作

第5章　老年人弹力带训练计划

第 **1** 章

老年人与力量训练

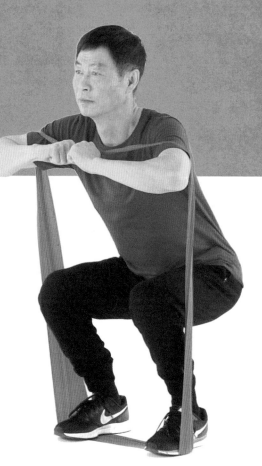

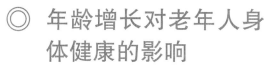

◎ 年龄增长对老年人身体健康的影响

◎ 老年人进行力量训练的必要性

◎ 老年人进行抗阻训练的注意事项

随着年龄的增长，老年人容易患上肌少症、骨质疏松症，出现运动能力下降、关节灵活性下降、身体柔韧性下降、下肢力量减弱、平衡能力减弱，以及容易摔跤等问题，严重影响老年人的身体健康与生活质量。

力量训练能够抵抗衰老带来的力量减退，并且有利于增加肌肉量和增强力量。抗阻训练或负重运动是增强骨骼的极佳运动方式，可有效提高骨密度和骨强度，促进骨健康。进行抗阻训练，老年人能够增强躯干和下肢的力量以及爆发力，提升平衡能力。但目前，我国的老年人在锻炼时以有氧训练为主，尚没有把力量训练作为日常锻炼的重要内容。

老年人在进行力量训练前，要注意排查运动风险，咨询医生并得到医生许可后进行锻炼；在锻炼中，注意遵守力量训练的原则，全面锻炼身体的各个部分，从动作简单、阻力小的训练开始，循序渐进地锻炼；注意均衡锻炼身体的各个部位，在每两次锻炼间留出至少48小时的休息时间，让肌肉得到充分的恢复。在锻炼中注意遵循正确的动作要领和发力方式，以达到更好的锻炼效果。

第1章

1 年龄增长对老年人身体健康的影响

◎ 肌肉健康

肌肉是人体运动的动力来源。随着年龄的增长，肌肉呈现衰老的趋势，且年龄越大越明显，具体表现在构成肌肉的肌纤维萎缩且数量渐渐减少，肌肉在失去弹性的同时总量也在减少。

一般来说，在20~30岁时，人体的肌肉量最大，随着年龄的增长，肌肉量逐渐减少。相关研究显示，男性在30岁时，肌肉约占其体重的43%，而60岁以后，该数值下降至25%左右。当肌肉减少到一定程度的时候，会引起肌少症。

以下是肌少症的成因和对身体的影响。

成因

肌少症是一种以肌肉体积和质量减少，肌力下降，结缔组织和脂肪增多为特征的退行性疾病。肌纤维萎缩、蛋白质合成率下降以及神经肌肉疾病等会导致肌少症。

影响

老年人的肌肉量会减少，肌力会下降，肌力下降的原因主要是肌肉量的减少。人在70岁后，每年的肌肉最大力量损失率达到3%，若肌肉量减少和肌力下降的情况严重，将会极大地影响老年人的自理能力。

◎ 骨骼健康

骨骼支撑和保护着身体，是多数肌肉的附着点，由肌肉牵动而运动。随着年龄的增长，人会出现骨质流失与骨质疏松的问题。

● 骨质流失与骨质疏松

人在30岁之前，成骨细胞的作用大于破骨细胞的作用，骨骼处于成长阶段，骨量随着年龄增长逐渐达到最大值（这时的骨骼最强壮）；此后，破骨细胞的作用大于成骨细胞的作用，骨量逐渐减少，出现骨质流失与骨质疏松的现象。

● 骨质疏松对身体的影响

骨质疏松症是一种以骨量减少、骨微结构被破坏和骨强度降低，导致骨脆性和骨折危险性增加为特征的全身性骨病。

骨质疏松导致的骨折会引起剧烈的疼痛和严重的残疾，导致生活质量明显降低。

在我国，50岁以上人群中，骨质疏松已经成为一种常见疾病，且女性的发病率高于男性。

◎ 运动功能

● 肌力减弱

肌力随着人年龄的增长而减弱。人在30~50岁时肌力与爆发力有轻度下降，而急剧的下降出现在51~60岁，这一阶段肌力和爆发力每年会以1%~2%的速率下降，爆发力每年的下降速率最快，达3.5%。整个成年期肌力会下降30%~40%，肌纤维萎缩是肌力减弱的首要因素。肌力的减弱速度要远远快于同步发生的肌肉量减少的速度，大腿和背部的肌肉是最早萎缩的，所谓"人老腿先老"，表现在行动缓慢、大腿爆发力下降等方面。

● 身体的控制能力下降

老年人的脊髓及大脑的功能衰退，肌肉反应迟钝，行动迟缓，动作笨拙，步态不良。伴随着力量的下降，老年人对身体的控制能力下降，关节的活动度下降，柔韧性降低，平衡能力减弱，爆发力下降，更容易跌倒。

第1章	
2	**老年人进行力量训练的必要性**

◎ 减缓力量衰退

力量训练能够抵抗衰老带来的身体力量衰减。通过改变力量训练的强度、次数、频率等，老年人可以获得不同的锻炼效果。

◎ 增加肌肉量

科学的力量训练能够促进肌肉的增长，有效减缓衰老带来的肌肉量减少的速度，改善身体成分。肌肉量增加可以降低全因死亡率以及躯体功能限制和非致死性疾病的发生风险。规律的抗阻训练不仅可以增强肌力，还会影响身体的其他指标，如血糖水平、胰岛素敏感性等，这也是"运动是良医"观点的依据之一。

◎ 促进骨骼健康

　　力量训练是增强骨骼的极佳运动方式。附着在骨骼上的肌肉的强力收缩，会对骨骼产生刺激，促进骨骼的生长发育和维护骨骼健康。适当的力的刺激对于骨骼的正常结构、骨密度、骨力学性能的形成及维持都是必需的。老年人可采用力量训练保持骨骼健康，把它作为锻炼计划的不可或缺的一部分，低骨密度和骨质疏松症患者也可适当进行力量训练。

◎ 降低跌倒风险

　　力量训练通过促进肌肉增长，增强人的力量和耐力，促进身体协调和平衡，有助于预防摔倒。有针对性的爆发性训练可以有效提高老年人的爆发力。老年人的身体素质下降最快的一项是爆发力，爆发力不足，会增加跌倒的风险。神经调动并支配肌肉的能力影响爆发力的大小。老年人在碰到阻力的瞬间能够募集和使用多少肌肉影响其防止跌倒的能力，也体现了身体的平衡能力。

健康专栏

中国老年人锻炼现状——力量训练缺失

　　我国老年人锻炼以有氧运动为主，力量训练缺失。2007年的调查数据显示，我国居民参加人数最多的前3项体育运动项目依次为健身走、跑步、球类运动，力量训练排在倒数第三。2014年全国调查显示，我国居民主要参加的体育运动项目有健身走、跑步、小球项目等，力量训练依然是小众项目。

　　从2014年我国居民的体质调查结果来看，反映老年人的肌肉最大力量的握力指标继续下降，反映成年人的力量指标呈持续下滑趋势，具体表现在握力和背力的下降。不重视力量训练，必然导致力量的下降，两者之间有因果关系。

　　从2022年公布的《第五次国民体质监测公报》来看，成年人的肌肉最大力量持续下降的趋势依然明显，男性握力和背力继续下降，女性背力继续下降（但握力有所改善）。

第1章 3 老年人进行抗阻训练的注意事项

◎ 运动风险排查

在开始运动前，需要明确自身是否存在以下问题：

第一，是否有心脏病；

第二，是否曾经有过不明原因的胸痛；

第三，是否曾经因头晕而晕倒或者失去知觉；

第四，是否有骨关节疾病；

第五，血压是否高于140/90mmHg；

第六，是否有暂时性的疾病，如感冒发烧等。

如果有以上症状或问题之一，需要进一步咨询医生，请听从医嘱后进行锻炼。

◎ 力量训练的原则

● 全面性原则

对全身的大肌群进行力量训练。要锻炼的大肌群不仅包含四肢肌群，也包含躯干肌群；不仅包含动力肌群，也包含稳定肌群；不仅包含距离心脏近的肌群，也包含距离心脏远的肌群。

● 循序渐进原则

锻炼的阻力（重量）应该遵循从轻到重或从小到大的原则；在长期的训练计划中，逐渐增加阻力，促使肌肉不断得到刺激而逐步适应，以增强肌力。

● 均衡发展原则

　　人体是一个整体，肌肉与肌肉、关节与关节、肌肉与骨骼、肌肉与筋膜等都相互影响。要均衡发展身体左侧与右侧、躯干前侧与后侧，以及同一部位的前侧与后侧肌群。比如，要均衡锻炼大腿前侧的股四头肌与大腿后侧的腘绳肌，上臂前侧的肱二头肌和后侧的肱三头肌。如果肌肉不均衡，会影响关节对位，并出现肌肉损伤及过度劳损等问题。

● 适当时间间隔原则

　　肌肉在力量训练后需要一定的恢复时间，大肌肉（如胸肌、股四头肌等）需要48小时或以上的恢复时间，小肌肉（如上臂前后侧的肱二头肌、肱三头肌）需要1~2天的恢复时间。因此，针对某肌群的抗阻训练至少要隔日进行，每周训练2~3次是合适的。如果休息时间过短，会导致过度疲劳甚至受伤。

◎ 正确的姿势、发力和呼吸方式

　　要使训练效果最大化并避免损伤，需要严格遵守动作技术要求，包括正确的姿势、发力和呼吸方式。

　　如果不能确保姿势、发力和呼吸方式正确，锻炼者需让专业的教练或专家对其每个动作进行指导。

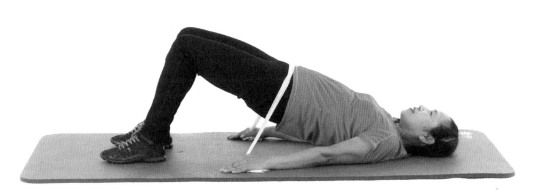

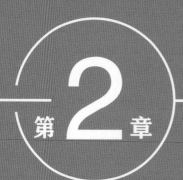

第 **2** 章

弹力带在老年人健身锻炼中的应用

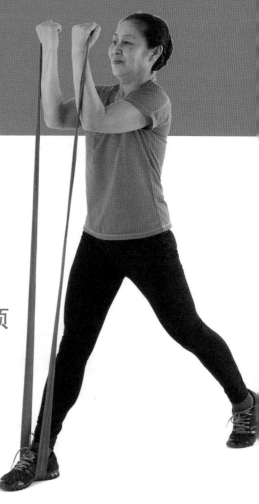

◎ 弹力带的基础知识

◎ 弹力带在老年人健身
  锻炼中的应用优势

◎ 弹力带训练的注意事项

◎ 相关训练术语

◎ 合理的饮食搭配

近年来，弹力带被广泛地应用于物理治疗、康复训练和力量训练中。弹力带有带状或管状、环状或开放、乳胶类或非乳胶类、带手柄或不带手柄等类型，由于其具有小巧、重量轻、易携带，以及能随时随地进行训练、适用人群广、功能性强等特点，而受到健身人群的青睐。

作为自由重量器材，弹力带在老年人的力量训练中具有独特的优势。老年人可根据颜色方便地选择不同阻力的弹力带；弹力带训练不仅能提高关节的灵活性，而且能提高全身的柔韧性；一根弹力带能够锻炼到全身的肌肉，还能有效地提升肌肉的控制能力和身体的平衡能力。

需要注意的是，老年人在进行弹力带训练之前应该先热身；在锻炼中，应保证动作准确，保持正确的呼吸节奏，不憋气，动作要覆盖全关节范围，同时要控制好弹力带；在锻炼后应进行针对性的拉伸和放松，促进恢复。

此外，在利用弹力带进行力量训练的同时，老年人要合理搭配饮食，确保营养均衡；要避开过度加工食品，避开高盐、高糖食物；选择健康的碳水化合物、良性脂肪，补充足够的蛋白质，多食用新鲜的蔬菜、水果，摄取足够的水分，少吃多餐。

第2章

2 章

弹力带在老年人健身锻炼中的应用

第2章

1 弹力带的基础知识

◎ 弹力带训练的起源

弹力带最初被应用于医疗康复领域，具体表现为医生利用手术管和单车内胎帮助患者进行训练，以恢复其受伤肌肉的功能。随后，人们开发了渐进式弹力带训练系统并将其应用于康复训练。

如今，由于具有便利性好、功能性强等优势，弹力带训练已经被引入专业健身和竞技体育领域，并在全民健身中得到了广泛的推广和应用。

◎ 弹力带的分类

● 根据形状分类

根据弹力带的形状，弹力带分为两种，即带状和管状。带状弹力带和管状弹力带在当前都比较常见。

● 根据封闭性分类

根据封闭性，弹力带分为环状弹力带和开放弹力带。环状弹力带有迷你带，也有8字形的弹力带，可以套在膝关节上部或者脚踝进行锻炼，也可以抓握进行练习。

● 根据材质分类

根据材质，弹力带可以分为乳胶类弹力带和非乳胶类弹力带。非乳胶类弹力带有编织弹力绳、弹力圈等类型，对于乳胶过敏的人是很好的选择。

● 根据手柄分类

根据有无手柄，弹力带可以分为带手柄和不带手柄的弹力带。带手柄的弹力带比较好抓握，使用不带手柄的弹力带时，锻炼者能够自由控制长度和抓握方式。

◎ 弹力带的优势

与其他力量训练器材（如杠铃、哑铃、壶铃等）相比，弹力带有其独特的优势，具体如下。

1 小而轻	弹力带重量轻，易折叠收纳，体积小，可随身携带，锻炼者可随时随地进行训练。

2
应用广泛

弹力带训练几乎适用于全年龄段的人群，既可用于儿童也可用于青年，还可以用于老年人；既可以用于健身锻炼，也可以用于康复锻炼，还可以用于高水平运动员的运动训练。

3
效果显著

弹力带训练中主要通过肌肉的向心（收缩时肌肉变短）和离心（收缩时肌肉变长）收缩对抗弹力带的弹性。在拉长弹力带时，肌肉进行向心收缩；在拉到最长长度后，阻力达到最大，此时肌肉进行离心收缩。因此，利用弹力带进行训练能够在一个动作中，使肌肉向心收缩和离心收缩，训练效果比较显著。

4
自由度高

弹力带的阻力来源于弹力带被拉长时产生的形变应力，而不是向下的重力。此外，弹力带抗阻动作适应性强，可结合日常动作以及专项动作，更好地增强身体功能。

第2章

2

弹力带在老年人健身锻炼中的应用优势

◎ 方便调整训练负荷

不同厚度的弹力带具有不同的负荷。初学者以及处于康复阶段的老年人可以选择较薄、负荷小的弹力带，逐渐适应后可选择中等负荷的弹力带。重叠弹力带，就可以方便地增加负荷。

◎ 提升关节灵活性与身体柔韧性

在关节或肌肉的本体感神经肌肉易化（PNF）拉伸中，使用弹力带做对抗动作，可以非常有效地打开关节空间，提升关节的灵活性。如在做仰卧直腿抬高拉伸动作时，在顺着腿部抬起的方向加一根弹力带，使腿部在上抬至最大高度时与弹力带做对抗动作，能够刺激大腿后侧肌群，更好地提升其柔韧性，从而提升身体后侧运动链的整体柔韧性。弹力带在这方面具有独特的优势。

◎ 全方位锻炼身体

● 针对各个肌群

弹力带可以针对各个肌群进行锻炼。弹力带抗阻训练既可以单独对单块肌肉进行训练，也可以对某个肌群，甚至全身的肌群进行训练。

● 利用阻力扩大训练范围

与其他运动器材不同，弹力带以弹力而非重力作为阻力，因此，力的方向比较灵活，既可以是垂直方向的力，也可以是水平方向的力，还可以是旋转的力。这意味着弹力带既可以针对上肢、下肢进行训练，也可以针对全身进行训练。弹力带的锻炼方法灵活，对于核心（躯干）控制有比较好的锻炼效果。

◎ 提升肌肉控制能力

在进行弹力带训练时，不仅在拉伸弹力带的过程中要用力，而且在弹力带收缩的过程中也要控制好力量，以正确完成动作并保持一定的时间，这能很好地提升神经控制肌肉的能力，强化本体感觉，增强肌肉的控制能力。

◎ 提升身体平衡能力

弹力带训练要求锻炼者在做动作的过程中保持对弹力带的控制，这就锻炼了身体的本体感觉和控制能力；在针对核心和下肢的练习中，使用弹力带可以锻炼没有激活的肌肉，使身体更稳定；通过对弱侧运动链的练习，增加身体的平衡能力。

3

弹力带训练的注意事项

◎ 锻炼之前先热身

在锻炼之前，要进行全身性的热身，这对老年人来说尤其重要。热身可以让运动系统、心血管系统以及神经系统为进行更大强度的弹力带训练做好准备。

◎ 动作要准确

动作姿势、动作路线以及发力方法都要准确。正确的姿势符合力学原理，可以减少受伤的风险，增强训练效果。以下提示需要特别注意。

1 练习时，颈部保持正常的生理位置。微收下颌，并略上顶头部，让颈部处于合理的生理位置。

2 胸部挺起，沉肩坠肘，肩膀略向后收，背部保持平直。

3 保持骨盆中立，躯干稳定。骨盆既不要前倾也不要后倾，腹部略微收紧，躯干在完成动作时不能弯曲扭转，以预防腰部疼痛。

4 双脚脚尖朝向正前方或略呈八字外开，膝盖方向始终与脚尖的方向保持一致，微屈膝，减少膝关节的压力。

5 在动作过程中，尽量保持关节运动的轨迹和弹力带在同一条直线上。

◎ 保持正确的呼吸节奏，不憋气

初学者在进行弹力带训练时，应保持正常的呼吸节奏，不憋气。有弹力带训练经验的人通常都知道呼吸与牵拉弹力带之间的关系，即用力做牵拉动作时呼气，还原时吸气。

◎ 关注关节活动范围

● 在全关节范围运动

第一，要在全关节范围运动。例如，肩水平外展角度在30~45度，若在锻炼中，仅仅在20度范围内活动，长此以往，过小的关节活动范围会降低关节的灵活性，对肩关节外展的活动度和肩部的柔韧性产生不良的影响。

● 不超出关节的正常活动范围

第二，不要超出关节的正常活动范围。超出关节的正常活动范围的弹力带训练会拉伤肌肉，或者增加受伤的风险。

● 遇到问题寻求帮助

第三，在锻炼中若感觉到疼痛，应及时中止练习，查看动作姿势、动作细节是否正确；如果不能确定，应及时寻求专业人员的指导，必要时去看医生。

◎ 控制弹力带

在拉长弹力带时，要缓慢而有控制地进行；在释放弹力带时，同样需要缓慢而有控制地进行。即在动作的全过程中，需要缓慢而有控制地重复动作，充分利用弹力带的弹性让肌肉做功。

在进行弹力带抗阻训练时，动作要慢。一般来说，在利用弹力带进行训练时，首先用2~3秒的时间达到最大动作幅度（此时来自弹力带的阻力也达到了最大值），然后用2~3秒的时间缓慢恢复至起始动作（此时来自弹力带的阻力为最小值），不要快速完成动作。在牵拉弹力带至动作达到最大幅度时，停止2~3秒，增加募集肌肉数量，效果更好。

◎ 运动后要进行针对性的拉伸

对锻炼的目标肌肉及时进行静态拉伸，可放松肌纤维和筋膜，进而促进代谢产物的排出和肌肉恢复。

4　相关训练术语

◎ 训练负荷

训练负荷又称运动强度，在力量训练中是指举起重物的重量大小［经常用极限（RM）或者极限的百分比来表示］，也表明了努力的程度（用自觉疲劳程度量表可以测试）。运动强度与锻炼的组数和重复次数有关，也与健身的目标有关系。最佳训练负荷主要由训练的目标（增加肌肉量还是增加力量）决定。

就努力程度来说，如果感觉很轻松，则运动强度较低；如果感觉有些吃力，则运动强度适中；如果感觉很吃力，则运动强度较大。

◎ 重复次数

同一个动作的重复次数与抗阻的强度成反比关系，即强度越大（弹力带的阻力越大），同一个动作的重复次数越少。

● 重复次数与锻炼目的相关

如果是以增强肌肉力量和增大肌肉体积为目的，那么抗阻训练中每组动作的重复次数在8~12次，也就是说，在保持动作质量不变的情况下，该动作的重复次数在8~12次。如果主要目的是增强肌肉耐力，则应该重复较多的次数，一般重复15~25次/组。

● 重复次数应随着身体适应能力调整

对老年人来说，受伤的风险较高。因此，抗阻训练计划一开始以重复次数较多的肌肉耐力训练为主，重复次数在10~15次/组；经过一个阶段的适应后，可以逐渐减少重复次数，选择弹力带弹性系数高的、较厚的弹力带，重复8~12次/组。

◎ 组数

弹力带练习的动作重复2~4组能达到比较好的锻炼效果。一般来说，在一定限度内，同一个动作重复组数越多，锻炼效果越好，如训练4组比训练3组效果要好。即使训练一组动作，也可以提高肌力，尤其是对于身体素质较差的老年人或者初学者来说。

可通过充分考虑日常安排、训练时间和运动水平等综合因素来确定训练组数。

◎ 间歇时间

间歇时间指组间或训练间休息的时间。不同训练的间歇时间如下。

康复训练	康复训练的间歇时间一般在2分钟以上，以使肌肉得到充分的休息。
健身训练	健身训练的间歇时间在1分钟左右。
力量训练	力量训练的间歇时间在50秒左右，时间较短。
耐力训练	耐力训练的间歇时间在2分钟左右，以使肌肉得到休息。

◎ 训练频率

本书中的训练频率是指在一周内完成运动的次数。每周可对某一大肌群进行2~3次的训练，并且同一肌群的练习时间至少间隔48小时，以达到使肌肉充分休息的目的，如果恢复不充分，会使疲劳累积，导致过度疲劳。

5 合理的饮食搭配

◎ 避开过度加工食品

被过度加工的细粮，如某些面包、饼干等，被食用后分解迅速，往往导致胰岛素水平和血糖水平快速升高。过度加工的食物，如奶油蛋糕等，富含反式脂肪，会增加患心血管疾病的风险。过度加工食品中的添加剂较多，会给人体带来不利的影响，如糖醇对肠道有不利影响，因此，应尽量避免食用过度加工食品。

◎ 避开高盐、高糖食物

高盐食物对心脏有危害。食用过咸的食物、腌制食品等往往容易导致摄入过量的盐分。高糖食物的热量高，可能会造成肥胖，并会增加患各类慢性疾病的风险。火腿肠、腌制咸菜、甜食等都含有较多的盐或糖，应尽量避免摄入。

◎ 选择健康的碳水化合物

碳水化合物是人体供能和肌肉做功的主要能量来源，以糖、淀粉和纤维的形式存在于食物中。

健康的碳水化合物指富含纤维、升糖指数较低的食物，如未经脱皮的小麦粉、玉米粉等，具有丰富的膳食纤维和维生素B族，虽然口感不如精细加工的食物，但是营养更丰富，更健康。全谷物的食物有全麦面包等。尽量直接食用水果，而不是喝水果汁，因为水果经过榨取后，纤维会流失，营养会打折。

◎ 选取良性脂肪

脂肪是人体能量的重要来源，不饱和脂肪在常温下呈液态，能降低患心脏病的风险，有助于控制情绪和抗疲劳，因此也叫"良性脂肪"。其中，ω−3脂肪酸有助于保护心脏，提升人的健康水平，可以适当补充。

深海鱼类（如三文鱼、金枪鱼），深色海带、紫苏，各种豆类（如黄豆），坚果及其他种仁（如核桃、南瓜子、芝麻等），以及橄榄油等都富含 ω−3 脂肪酸。

成年人脂肪的摄入量占总能量摄入量的20%~35%，适量摄入富含 ω−3 脂肪酸的食物有利于身体健康。

◎ 补充足够的蛋白质

蛋白质是人的三大能量物质来源之一，乳制品、肉类和蛋类能为人体提供全部必需的氨基酸，如鸡蛋、牛奶、鸡肉、鱼肉、牛肉等。谷物、豆类、坚果等也能为人体提供部分氨基酸。

及时补充蛋白质

1 力量训练会加速肌肉组织的分解和重建，锻炼者需要摄入较多蛋白质，每天每千克体重需要补充1.2~1.7克蛋白质。

2 在锻炼后的1个小时内，食用优质蛋白效果较好，如牛奶、鸡蛋、鸡肉、鱼肉等。

◎ 多食用新鲜的蔬菜、水果

新鲜的蔬菜、水果富含人体必需的矿物质和维生素，能够保证矿物质和微量元素的供给。而矿物质与维持水分以及电解质平衡密切相关。由于水溶性维生素通过汗水和尿液排泄，每天需要适量摄入。

尽量挑选多种颜色的蔬菜和水果。绿色的叶菜，如菠菜、油菜、卷心菜等；红色的蔬菜，如西红柿、辣椒等；黄色的水果、蔬菜，如香蕉、南瓜、红薯等。建议老年人每天至少吃五份蔬菜和水果（一份蔬菜约为两个手掌大小，一份水果大约是一个拳头大小），以补充矿物质和微量元素。

◎ 摄取足够的水分

水是人体的重要组成部分。水可以维持体温，并排出废物；水可以润滑关节并对其运动进行缓冲，保护脊髓；水可以输送营养物质并促进吸收营养；充足的水可以保障肌肉正常的运动功能；水还可以保障皮肤处于良好状态。

成年人每天应摄入8杯（约2L）白开水。年龄、活动量、气温等因素会影响应摄入的水的量。可通过尿液颜色简单判断身体是否缺水。如果尿液呈淡黄色或无色，则表示水分充足，否则需要补充水分。

◎ 少食多餐

有规律地饮食，少吃多餐有助于控制体重。在摄入同样的热量时，多餐有利于消耗热量，固定时间进餐具有更好地稳定体重的效果。每天进餐的次数可在4~6次。

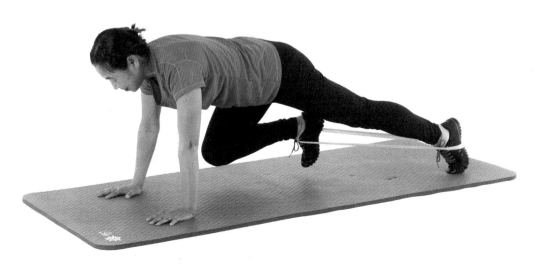

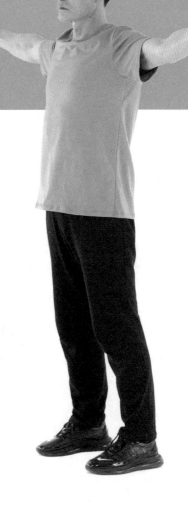

第**3**章

弹力带训练前后的
热身与放松

◎ 训练前热身的意义与
动作练习

◎ 训练后放松的必要性
与动作练习

进行弹力带抗阻训练前必须要热身，尤其在寒冷的冬季，通过低强度的步行、慢跑等有氧运动提高体温和心率，以提高肌肉的弹性、增强伸展能力。拉伸也是热身的一部分，可在慢跑之后进行，可以采用动态拉伸的方式对训练的肌群进行拉伸，为接下来的抗阻训练做好准备。

在完成弹力带训练后，要对身体进行放松，以缓解紧张的肌群，如小腿前侧肌群、胸部肌肉和脊柱两侧的竖脊肌等。此外，进行低强度的有氧运动可防止血液淤积，消除血液中的代谢废物——乳酸，放松肌肉与筋膜，促进肌肉恢复，预防运动损伤。

第3章

1 训练前热身的意义与动作练习

◎ 热身运动的定义与内容

热身，又称热身运动，是在正式开始运动之前，以低强度进行，然后逐渐增加强度，直到身体为正式训练做好准备的相关运动。一般来说，热身运动包括以下内容。

有氧运动	持续5~10分钟的低强度有氧运动，通常采用快走、慢跑或走跑结合以及蹬自行车等方式。
肌筋膜放松	使用泡沫轴放松紧绷的肌肉或筋膜，以改善肌肉、肌腱、韧带和筋膜的柔韧性，同时促进软组织的血液流动和循环，从而提高身体的灵活性和扩大关节的活动范围。泡沫轴多用于热身和放松。
拉伸训练	静态和动态的拉伸训练也是热身运动的重要组成部分。对身体的主要关节和肌肉进行动态的拉伸，可提高关节活动度。动态拉伸多采用深蹲、弓箭步等动作，可为随后的弹力带训练做准备。

◎ 热身运动的生理机制及益处

● 热身对运动系统的作用

热身可提高身体的温度，让身体暖起来；热身能改善神经功能，提高神经传导速度并促进神经激活；热身能减少结缔组织暂时性粘连，减少关节/结缔组织与骨骼肌肉的黏滞性及拮抗性。

● 热身对心血管系统的影响

热身可以使心率加快，心排血量增加，身体的血流量增加，增加氧气的消耗，增强氧运输能力，增加血红蛋白及肌红蛋白释放的氧气量。

● 热身对代谢系统的影响

热身可提高代谢反应的速度和代谢水平，促进肌糖原和肝糖原分解及催化糖酵解反应。

热身的益处

1　热身有利于锻炼者做好准备，以更好地适应接下来的训练。

2　热身运动有利于增强力量、爆发力及耐力，提升灵敏性以及扩大关节活动范围等。

3　热身能够提高身体温度，带来很多益处，降低运动受伤的风险。

◎ 热身动作

动态头部转动

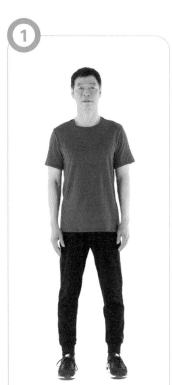

① 双脚分开站立，距离约与肩同宽，双臂自然垂于身体两侧，目视前方。

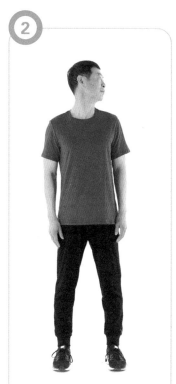

② 头最大限度地向一侧旋转，直到目标肌肉有一定程度的拉伸感。

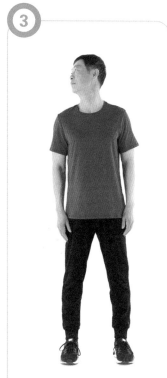

③ 回到起始姿势，换至对侧重复以上步骤。

训练目标 激活颈部、背部肌群，提升柔韧性。

呼吸方法 全程保持均匀呼吸。

注意事项 身体放松，不要耸肩。

第 **3** 章

弹力带训练前后的热身与放松

动态旋臂

①

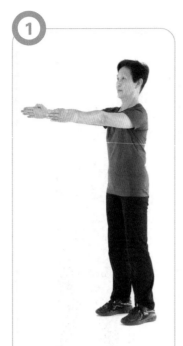

②

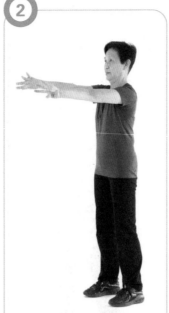

③

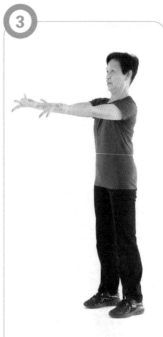

双脚分开站立，距离约与肩同宽，双臂平举于身体前侧，与地面平行，双手掌心相对。

躯干挺直，向下转动手臂，同时五指张开，尽量伸展手指。

接着向上转动手臂，伸展手指。

○ **训练目标** 激活手臂肌群，强化三角肌。

○ **呼吸方法** 全程保持均匀呼吸。

○ **注意事项** 不要耸肩，肘关节保持伸直状态。

扫一扫，看视频

动态骨盆倾斜

①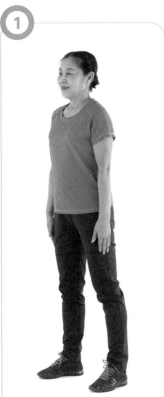

②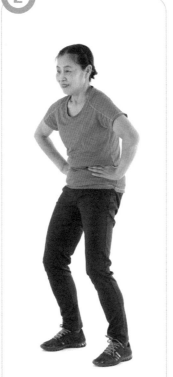

③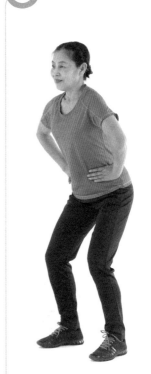

站姿，双脚分开站立，距离约与肩同宽，腰背挺直。

双手叉腰，屈髋、屈膝半蹲，躯干保持挺直。臀部前缩顶髋，使骨盆后倾。

下背肌发力，臀部向后翘起，使骨盆前倾。

第 **3** 章

弹力带训练前后的热身与放松

训练目标　**提升躯干伸肌的柔韧性。**

呼吸方法　**全程保持均匀呼吸。**

注意事项　**全程保持核心收紧，背部挺直。**

扫一扫，看视频

动态猫式

1

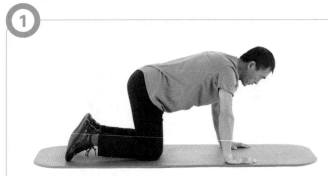

双手伸直支撑于肩的正下方，垂直于垫面，屈膝、屈髋90度，跪于垫上，核心收紧，腰背挺直。

2

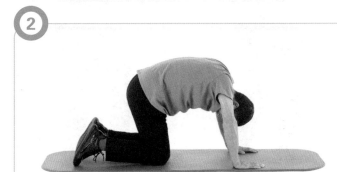

收紧腹部，同时背部缓慢"向上拱起"，同时头部向下。

3

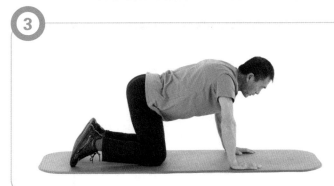

腹部缓慢向下，使背部"向下塌陷"，同时头部上抬。两个动作交替进行。

训练目标　提升菱形肌和竖脊肌的柔韧性。

呼吸方法　背部"向上拱起"时呼气，背部"向下塌陷"时吸气。

注意事项　保持腹部收紧，动作缓慢。

扫一扫，看视频

动态侧向伸展

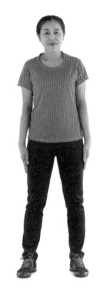

站姿，双脚分开站立，距离约与肩同宽，腰背挺直。

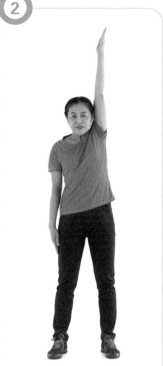

一侧手臂伸直贴紧同侧耳朵，另一侧手臂贴紧体侧。

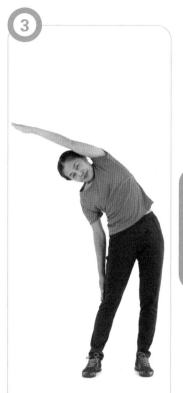

躯干朝着手臂贴紧身体的一侧弯曲，直至躯干肌肉有中等强度的拉伸感。对侧动作同理。

第 **3** 章

弹力带训练前后的热身与放松

训练目标 提升腹内斜肌、腹外斜肌和背阔肌的柔韧性。

呼吸方法 全程保持均匀呼吸。

注意事项 膝关节不要弯曲。

扫一扫，看视频

动态扭转

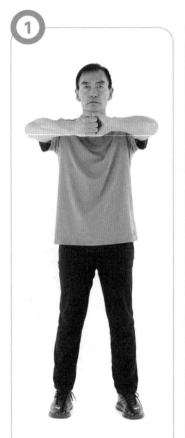

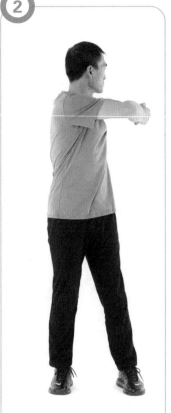

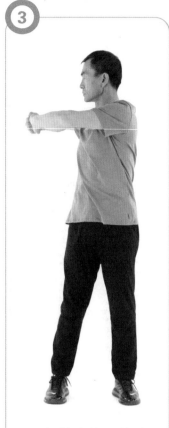

① 双脚分开站立，与肩同宽，双臂抬起，平行于地面，掌心相扣于胸前。

② 腰部发力，向一侧转动上身，下身保持不动。

③ 回到起始姿势，然后腰部发力，向另一侧转动上身，下身保持不动。

训练目标 激活回旋肌，舒展身体。

呼吸方法 上身旋转至一侧时呼气，回到起始姿势时吸气。

注意事项 下身保持不动，不要随着上身转动左右摇晃。

动态俯卧式抬腿

1

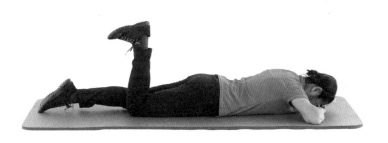

俯卧姿态，面朝下，脚尖点垫、双臂交叉垫于面部下方，一侧小腿抬起，与垫面呈90度角，两侧大腿贴紧垫面。核心收紧，背部挺直。

2

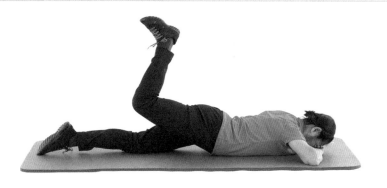

屈膝一侧腿向上抬起至髋部和大腿前侧有中等程度的拉伸感，另一条腿始终保持贴紧垫面。对侧动作同理。

训练目标	提升髂腰肌、缝匠肌及股直肌等髋屈肌的柔韧性。	
呼吸方法	抬腿时呼气，回到起始姿势时吸气。	
注意事项	伸直的腿不要向下发力。	

扫一扫，看视频

第 **3** 章

弹力带训练前后的热身与放松

29

动态俯卧式屈膝

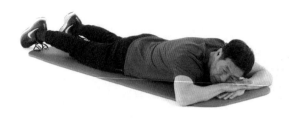

俯卧姿态，双脚分开，距离约与肩同宽，脚尖点地、双臂交叉垫于面部下方。

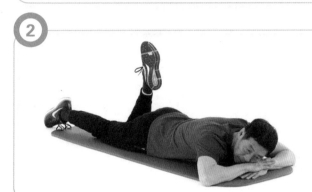

保持上身和一侧腿的姿势不变，抬起另一侧小腿并屈膝，注意两侧大腿始终贴紧垫面。

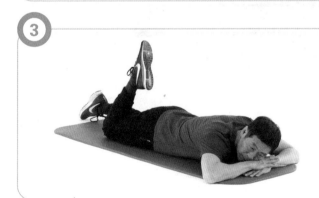

对侧动作同理，两侧动作交替重复。

训练目标	**提升股四头肌的柔韧性。**
呼吸方法	**全程保持均匀呼吸。**
注意事项	**躯干放松，不要离开垫面。**

扫一扫，看视频

动态伸膝

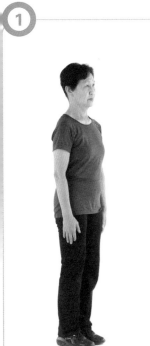

① 站姿，双脚并拢，腰背挺直，双臂放松垂于体侧。

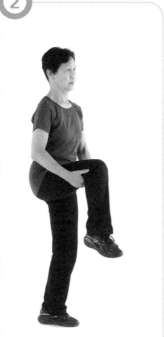

② 一侧大腿屈膝上抬至与小腿呈90度，且与地面平行。双手抱住抬起的大腿下方，保持平衡。

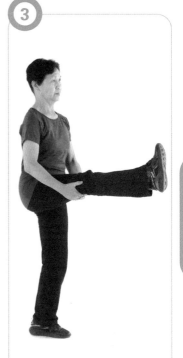

③ 抬起的腿进行伸膝运动，直到膝关节完全伸直，腿与地面平行。对侧动作同理。

训练目标　**提升腘绳肌的柔韧性。**

呼吸方法　**全程保持均匀呼吸。**

注意事项　**躯干挺直，保持身体平衡。**

扫一扫，看视频

第 **3** 章

弹力带训练前后的热身与放松

动态坐式屈膝屈伸脚踝

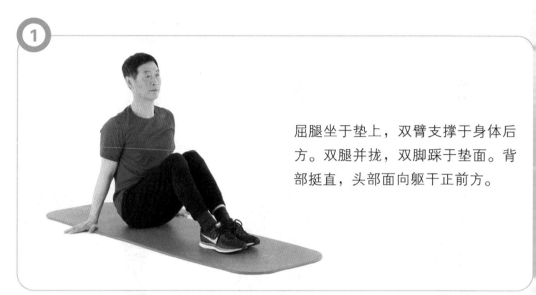

1

屈腿坐于垫上,双臂支撑于身体后方。双腿并拢,双脚踩于垫面。背部挺直,头部面向躯干正前方。

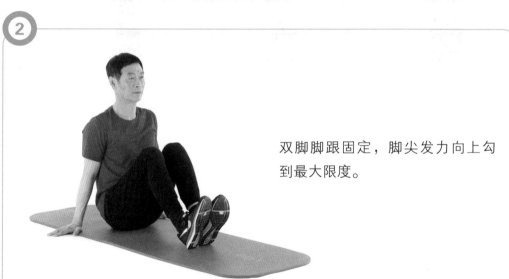

2

双脚脚跟固定,脚尖发力向上勾到最大限度。

训练目标	**提升跟腱、比目鱼肌的柔韧性及踝关节的灵活性。**
呼吸方法	**全程保持均匀呼吸。**
注意事项	**背部挺直,不要塌腰。**

扫一扫,看视频

第3章

2 训练后放松的必要性与动作练习

◎ 放松运动的定义与内容

　　放松又称整理运动，是训练或锻炼完成后不可缺少的步骤，其目的是使锻炼者的心率逐渐恢复到正常的水平，同时促进身体排出在弹力带抗阻训练等较高强度的运动中肌肉产生的代谢产物。放松一般包括以下内容。

内容 1　放松一般在锻炼结束后进行，可采用慢跑、步行等运动以使身体逐渐恢复平静。

内容 2　进行静态拉伸、按摩或采用冷敷等方式使身体放松下来。

◎ 放松运动的生理机制与益处

● 减轻身体循环系统的负担

　　步行和慢跑等低强度运动可以使全身血液循环的速度慢下来，减轻心脏等循环系统的负担，防止血液淤积，促进恢复。

● 降低疲劳程度，预防运动损伤

　　拉伸与按摩可以促进身体排出训练中产生的代谢产物（如乳酸等），放松肌肉和筋膜，降低疲劳程度，促进恢复，预防运动引起的运动损伤。

◎ 放松动作

手臂交叉

①

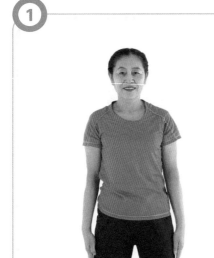

双脚分开站立，距离约与肩同宽，双臂放松伸展，腰背挺直，目视前方。

②

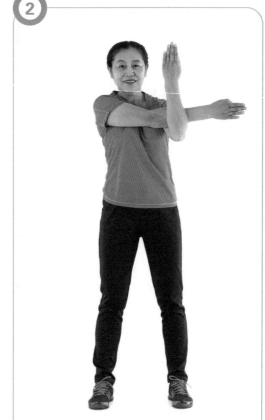

一侧手臂向前举起至平行于地面，另一侧手臂屈肘并把对侧手臂向同侧肩部拉动。动作过程中，三角肌应有中等强度的拉伸感。对侧动作同理。

○ 训练目标　**拉伸并放松三角肌。**

○ 呼吸方法　**全程保持均匀呼吸。**

○ 注意事项　**辅助手将拉伸侧手臂水平拉向躯干，全程不要耸肩。**

扫一扫，看视频

手臂后伸屈肘后推

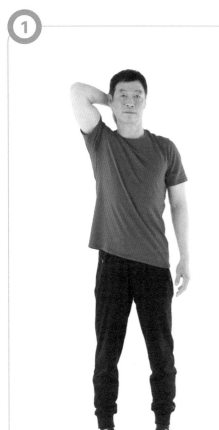

① 双脚分开站立，距离小于肩宽，腰背挺直，目视前方。一侧手臂向后屈肘并将手置于头部后方。

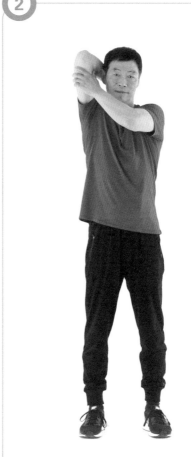

② 另一侧手臂将屈肘一侧手臂的上臂向后匀速推压至最大限度，感受上臂后方肌肉的拉伸感。对侧动作同理。

第 **3** 章

弹力带训练前后的热身与放松

训练目标 拉伸并放松肱三头肌。

呼吸方法 全程保持均匀呼吸。

注意事项 辅助手将拉伸侧手臂推向躯干，全程不要耸肩。

扫一扫，看视频

双手固定式含胸低头

①

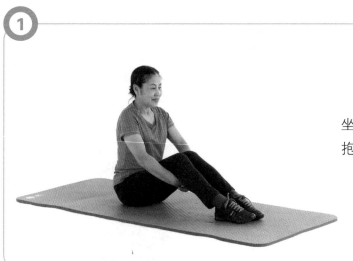

坐姿，双腿屈膝，双手交叉抱住大腿后侧，目视前方。

②

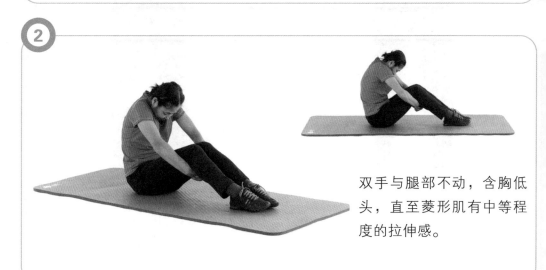

双手与腿部不动，含胸低头，直至菱形肌有中等程度的拉伸感。

○ **训练目标** 拉伸并放松菱形肌。

○ **呼吸方法** 含胸低头时呼气，回到起始姿势时吸气。

○ **注意事项** 双腿始终并拢夹紧。

扫一扫，看视频

眼镜蛇式

1

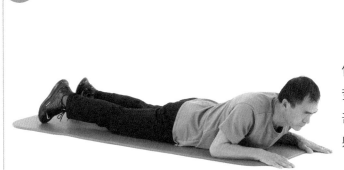

俯卧姿态，胸部尽量贴近垫面，双臂屈肘置于胸部两侧，双手与前臂支撑躯干。

2

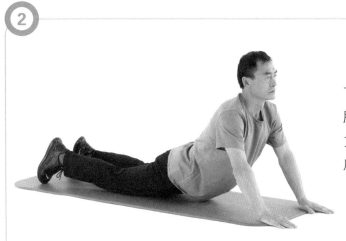

下肢不动，双臂伸直，将胸部推离垫面，目视前方，直至腹直肌有中等程度的拉伸感。

第 **3** 章

弹力带训练前后的热身与放松

○ **训练目标** 拉伸并放松腹直肌。

○ **呼吸方法** 推起身体时呼气，回到起始姿势时吸气。

○ **注意事项** 髋部保持接触垫面，头部不要过度后仰。腰椎间盘突出者应避免进行这项练习。

扫一扫，看视频

坐式 4 字拉伸

①

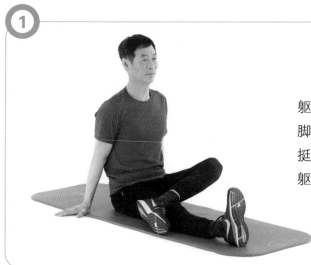

躯干直立，坐于垫上。一侧腿的脚踝搭在对侧腿的膝盖上。背部挺直，双手撑于身后，头部面向躯干正前方。

②

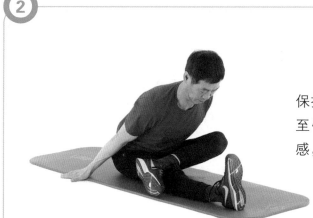

保持背部平直，髋关节屈曲，直至臀部肌肉有中等强度的拉伸感，对侧动作同理。

○ 训练目标 **拉伸并放松臀大肌与梨状肌。**

○ 呼吸方法 **俯身时呼气，回到起始姿势时吸气。**

○ 注意事项 **全程保持躯干挺直。**

扫一扫，看视频

坐式蝶形

1

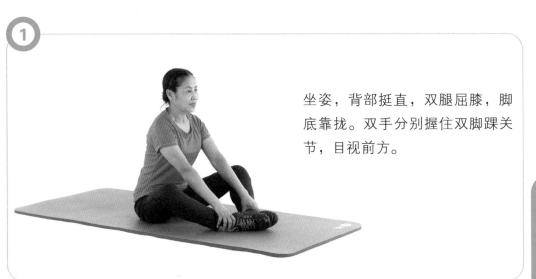

坐姿，背部挺直，双腿屈膝，脚底靠拢。双手分别握住双脚踝关节，目视前方。

2

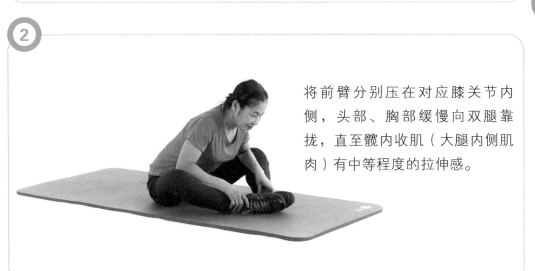

将前臂分别压在对应膝关节内侧，头部、胸部缓慢向双腿靠拢，直至髋内收肌（大腿内侧肌肉）有中等程度的拉伸感。

○
○
○
○

训练目标　**拉伸并放松髋内收肌。**

呼吸方法　**俯身时呼气，回到起始姿势时吸气。**

注意事项　**保持躯干挺直，核心收紧。**

扫一扫，看视频

侧卧式屈膝

1

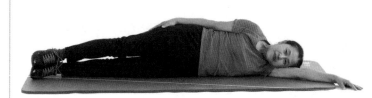

侧卧于垫上，身体挺直。头部枕于一侧手臂上，另一侧手放在体侧。

2

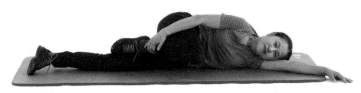

上侧腿发力，屈膝屈髋90度，同侧手握住小腿下方准备拉伸。

3

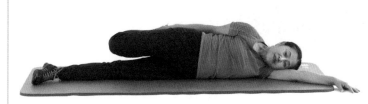

保持躯干不动，将上侧腿缓慢向身后拉伸，脚尽量接触到臀部。对侧动作同理。

○ 训练目标 **拉伸并放松股四头肌。**

○ 呼吸方法 **拉伸时呼气，回到起始姿势时吸气。**

○ 注意事项 **动作过程中控制身体平衡，拉伸时不要向前挺身。**

扫一扫，看视频

仰卧式举腿

①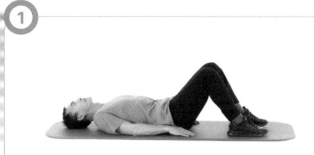

仰卧于垫上，双腿屈膝，双脚撑于垫面，双手放松置于身体两侧。

②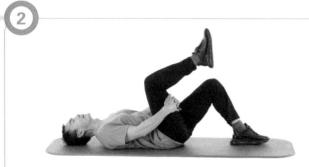

一侧腿向上抬起，双手抱于大腿后侧，注意腰部贴紧垫面。

③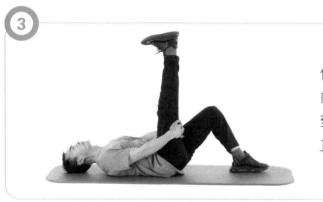

保持上身不动，抬起的腿向上做举腿伸膝的动作，直到该腿伸直且大约与垫面垂直。对侧动作同理。

第 **3** 章

弹力带训练前后的热身与放松

训练目标 拉伸并放松腘绳肌。

呼吸方法 全程保持均匀呼吸，不要憋气。

注意事项 保持躯干挺直，核心收紧，腰部贴紧垫面。

扫一扫，看视频

动态坐式屈伸

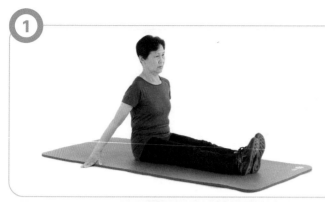

① 坐于垫上，双臂撑于身体后方。双腿并拢伸直。背部挺直，头部面向躯干正前方。

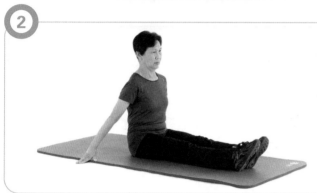

② 保持上身不动，脚背绷直至最大限度，保持该姿势至规定时间，回到起始姿势。

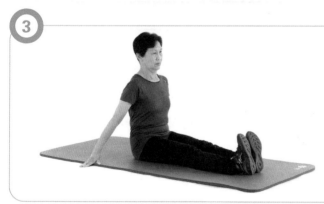

③ 脚掌用力将脚背回钩至最大限度，小腿后侧应有中等强度的拉伸感。

训练目标　**拉伸并放松腓肠肌。**

呼吸方法　**全程保持均匀呼吸。**

注意事项　**保持躯干挺直，核心收紧，脚跟始终贴紧垫面。**

扫一扫，看视频

坐式思考者姿势

①

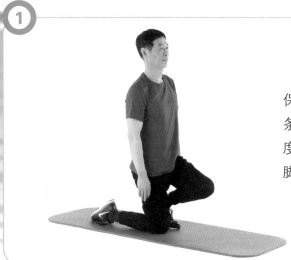

保持上身直立，双臂放在体侧。一条腿跪于垫面，大腿与垫面约成90度夹角，另一条腿半蹲支撑身体，脚跟抬起，呈准备姿势。

②

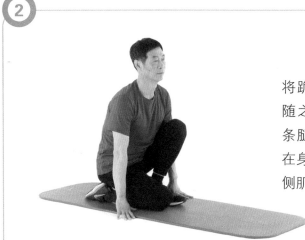

将跪在垫上的一侧腿放下，上身也随之下降，坐于后侧脚跟上，另一条腿的脚跟落于垫面，双手轻轻扶在身前。保持背部挺直，感受小腿后侧肌肉的拉伸感。对侧动作同理。

第 **3** 章

弹力带训练前后的热身与放松

○ 训练目标 **拉伸并放松跟腱和比目鱼肌。**

○ 呼吸方法 **全程保持均匀呼吸。**

○ 注意事项 **拉伸过程中保持身体稳定。**

扫一扫，看视频

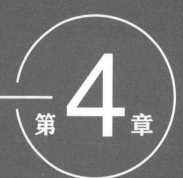

老年人弹力带练习动作

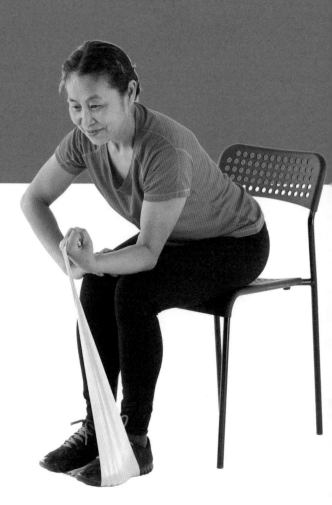

◎ 肩臂练习动作

◎ 胸背练习动作

◎ 核心练习动作

◎ 下肢练习动作

1 肩臂练习动作

◎ 站姿Y字激活

①

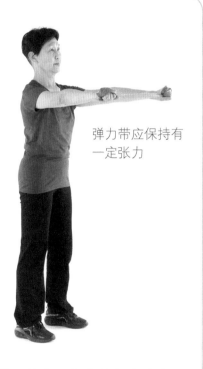

弹力带应保持有一定张力

双脚分开站立，距离约与肩同宽。双臂向前平举，平行于地面，双手握住弹力带两端并自然置于胸前。

②

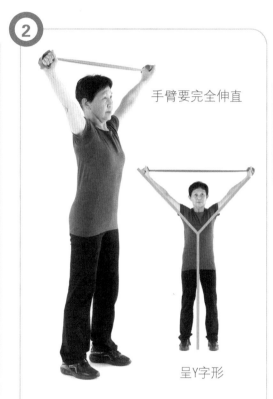

手臂要完全伸直

呈Y字形

肩关节周围肌群发力，双臂向斜上方上举并打开至与躯干在同一平面且呈Y字形，然后保持2~3秒。

训练目标	激活肩关节周围肌群，增强力量和稳定性。
呼吸方法	手臂上举时呼气，回到起始姿势时吸气。
注意事项	运动过程中保持躯干稳定。

扫一扫，看视频

◎ 站姿T字激活

①

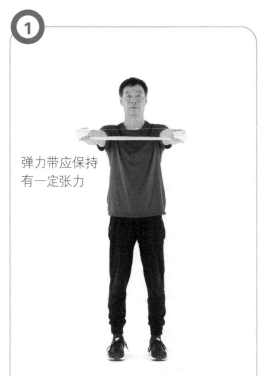

弹力带应保持
有一定张力

身体直立，双脚分开站立，距离约与肩同宽，双手紧握弹力带两端，双臂向前平举，并与地面平行。注意弹力带的长度要适中，不要过长。

②

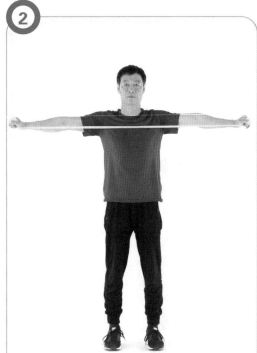

躯干及下肢姿势不变，双臂逐渐向体侧拉伸弹力带，直到手臂与躯干在同一平面且呈T字形，弹力带与地面平行，然后保持2~3秒。

○ 训练目标 **激活肩关节周围肌群，增加力量和稳定性。**

○ 呼吸方法 **拉伸弹力带时呼气，回到起始姿势时吸气。**

○ 注意事项 **运动过程中保持身体稳定，肩胛骨收紧，避免耸肩和塌腰。**

扫一扫，看视频

◎ 站姿W字激活

①

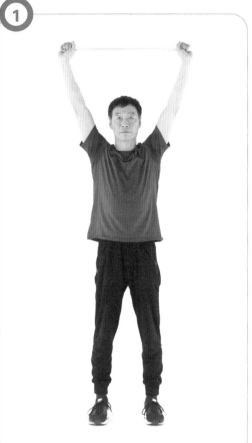

身体直立，双脚分开站立，距离约与肩同宽，双手紧握弹力带两端，双臂向上伸直并打开至与躯干呈Y字形，保持弹力带有一定张力。

②

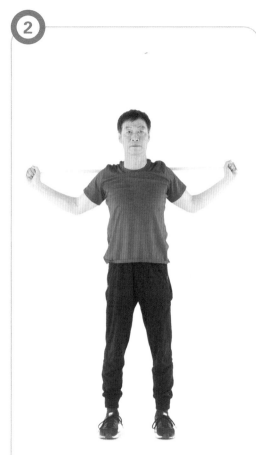

双臂向下弯曲并向体侧拉伸弹力带，使手臂与躯干呈W字形，然后保持2~3秒。

第 4 章

老年人弹力带练习动作

○ **训练目标**　激活肩关节周围肌群，增强力量和稳定性。

○ **呼吸方法**　拉伸弹力带时呼气，回到起始姿势时吸气。

○ **注意事项**　运动过程中保持核心收紧，弹力带始终与地面平行。

扫一扫，看视频

◎ 肩关节单侧内旋

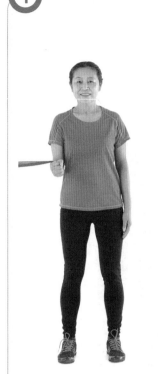

①

双脚分开站立，距离约与肩同宽，将弹力带一端固定在身体一侧与肘同高的物体上。距离弹力带较近的一侧肘关节呈90度角，手紧握弹力带另一端。

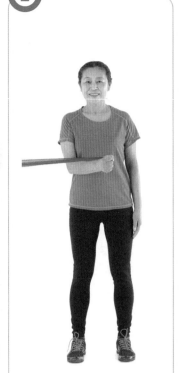

②

前臂向内旋转，注意要匀速旋转，不要过快或用力过猛。肘关节保持稳定。

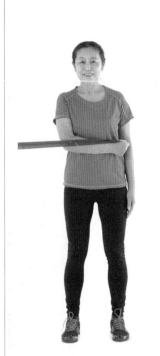

③

将弹力带一端拉伸至对侧腰部，并保持2~3秒。对侧动作同理。

训练目标　激活肩关节内旋肌群，增强力量和稳定性。

呼吸方法　肩关节内旋时呼气，回到起始姿势时吸气。

注意事项　上臂贴紧身体。

扫一扫，看视频

◎ 肩关节双侧外旋

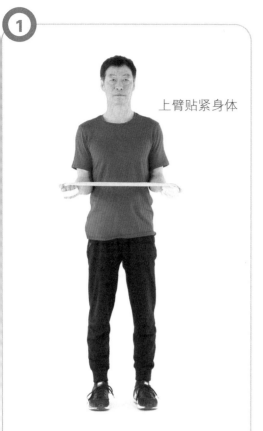

① 上臂贴紧身体

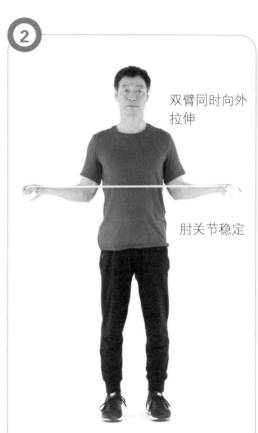

② 双臂同时向外拉伸

肘关节稳定

身体直立，双脚分开站立，距离约与肩同宽（或小于肩宽），双手紧握弹力带两端，上臂贴紧身体。

保持躯干及下肢姿势不变，前臂向外旋转，将弹力带两端拉伸至体侧，然后保持2~3秒。

训练目标	激活肩关节外旋肌群，增强力量和稳定性。
呼吸方法	拉伸弹力带时呼气，回到起始姿势时吸气。
注意事项	运动过程中保持身体稳定，双手水平拉动弹力带，尽量保持肘关节稳定。

扫一扫，看视频

◎ 侧方阻力肩关节内旋

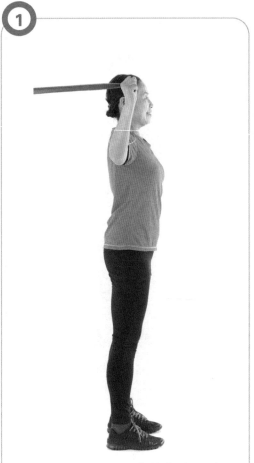

① 双脚分开站立，距离约与肩同宽。一侧手臂前臂向上弯曲至肘关节呈90度角，同侧手紧握弹力带一端。将弹力带的另一端固定在身体正后方高处。

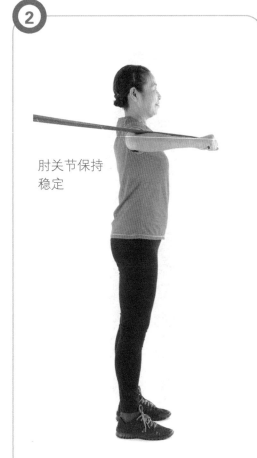

肘关节保持稳定

② 躯干及下肢保持稳定，前臂向前旋转至与地面平行，并将弹力带拉至与肩部齐平的位置，然后保持2~3秒。对侧动作同理。

训练目标	激活肩关节内旋肌群，增强力量和稳定性。
呼吸方法	拉伸弹力带时呼气，回到起始姿势时吸气。
注意事项	身体不要随着拉动弹力带而前后晃动，应保持稳定。

扫一扫，看视频

◎ 动态拥抱练习

①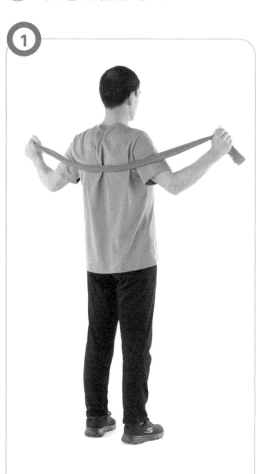

②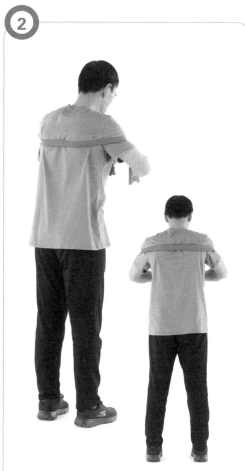

身体直立，双脚分开站立，双臂向上弯曲，双手紧握弹力带两端，将弹力带从背部的肩胛骨处绕过。

下肢保持稳定，肩胛骨进行前伸运动，体会缓慢"拥抱"自己的感觉，并在前伸至最大限度时保持2~3秒。

○ 训练目标	增强胸大肌及肩关节周围肌群的力量。
○ 呼吸方法	肩胛骨前伸时呼气，回到起始姿势时吸气。
○ 注意事项	运动过程中保持核心收紧，颈部放松，不要用力代偿。

扫一扫，看视频

◎ 站姿双臂肱二头肌收缩

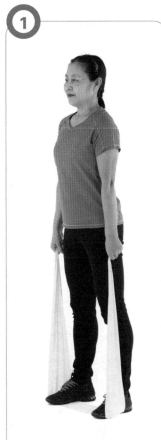

① 身体直立，双脚分开站立，距离约与肩同宽，踩住弹力带。双手紧握弹力带两端，双臂自然下垂。

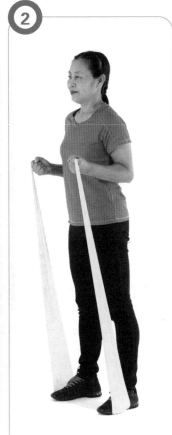

② 双拳相对，双臂向上弯曲至前胸处。

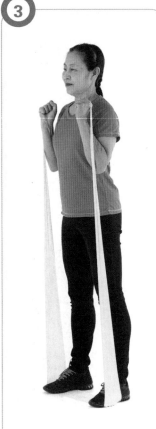

③ 双臂向上弯曲至手部与肩部等高的位置，保持弹力带有一定张力，停顿2~3秒，感受肱二头肌的收缩。

训练目标　**增强肱二头肌的力量。**

呼吸方法　**拉动弹力带时呼气，回到起始姿势时吸气。**

注意事项　**运动过程中保持核心收紧，身体稳定。**

扫一扫，看视频

◎ 单臂过顶肱三头肌练习

①

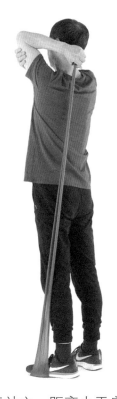

②

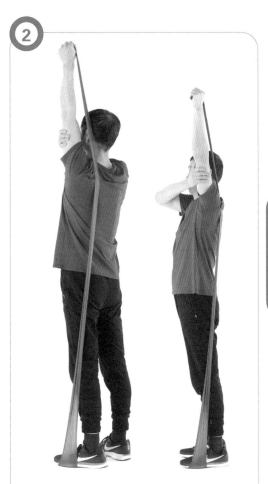

双脚分开站立，距离小于肩宽，一侧脚踩住弹力带一端，同侧手从身后紧握弹力带另一端，并将肘关节弯曲至最大限度，另一侧手扶住握弹力带一侧手臂的上臂。

单臂向上拉伸弹力带至手臂完全伸直，然后保持2~3秒。注意辅助肘关节的手不发力，只起辅助作用，防止动作变形。对侧动作同理。

训练目标　**增强肱三头肌的力量。**

呼吸方法　**伸直手臂时呼气，回到起始姿势时吸气。**

注意事项　**身体保持稳定，弹力带始终保持有一定张力。**

◎ 长号胸前推

①

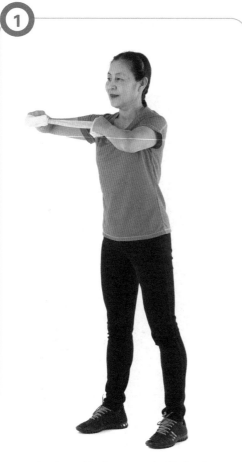

②

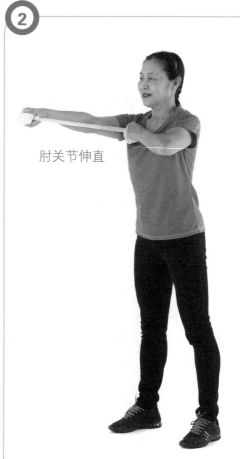

肘关节伸直

双脚分开站立，距离约与肩同宽，双手握紧弹力带两端，一侧手臂弯曲，位于对侧锁骨处，并与地面平行。另一侧手臂抬起并向内弯曲，置于同侧锁骨前方。

保持躯干及下肢姿势不变，前侧手臂向前拉伸弹力带至手臂完全伸直并停留2~3秒。对侧动作同理。

○	训练目标	**增强肱三头肌的力量。**
○	呼吸方法	**伸直手臂时呼气，回到起始姿势时吸气。**
○	注意事项	**拉伸弹力带时，核心收紧。**

扫一扫，看视频

◎ 弹力带拉弓

①

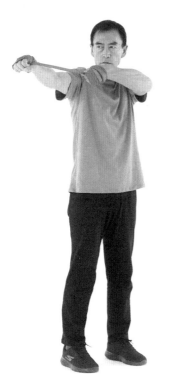

②

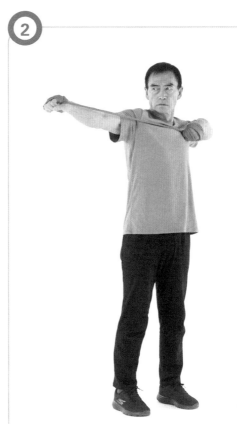

身体直立，双脚分开站立，一侧手臂呈侧平举姿势，拳心向下，另一侧手臂向对侧弯曲，呈拉弓的准备姿势，拳心向内。

保持躯干及下肢姿势不变，弯曲的手臂向同侧拉伸弹力带至肩部位置，然后保持2~3秒。想象拉弓时的状态和力量。

第

4

章

老年人弹力带练习动作

○ 训练目标	**增强三角肌、斜方肌和肱二头肌的力量。**
○○ 呼吸方法	**拉伸弹力带时呼气，回到起始姿势时吸气。**
○ 注意事项	**保持核心收紧，身体不要前倾。**

扫一扫，看视频

◎ 坐姿单侧伸腕练习

①

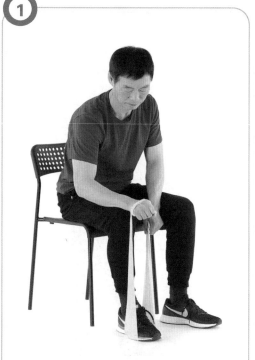

②

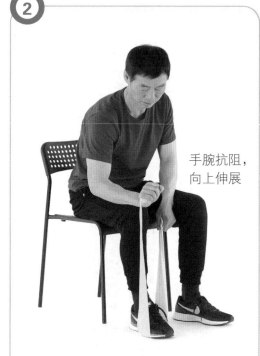

手腕抗阻，
向上伸展

坐在椅子上，双腿90度弯曲，躯干向前倾斜，一侧脚踩住弹力带中间。同侧肘关节支撑于膝关节之上，前臂平行于地面，拳心朝下，攥紧弹力带。另一侧手拉紧弹力带即可。

保持躯干及下肢姿势不变，腕关节向上伸展至最大限度，拳心朝前，然后保持2~3秒。对侧动作同理。

训练目标	**增强腕关节伸展肌群的力量。**
呼吸方法	**伸腕时呼气，回到起始姿势时吸气。**
注意事项	**手臂尽量保持不动，动作放慢，避免腕关节受伤。**

扫一扫，看视频

◎ 坐姿单侧屈腕练习

①

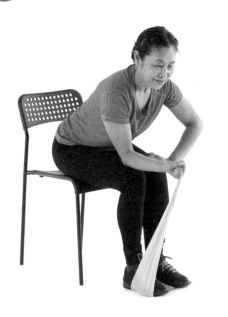

坐在椅子上，双腿90度弯曲，躯干向前倾斜，双脚踩住弹力带一端。一侧肘关节支撑于同侧膝关节之上，前臂平行于地面，拳心向上，攥紧弹力带另一端。

②

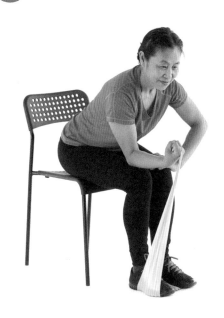

保持躯干及下肢姿势不变，腕关节向上弯曲至最大限度，拳心朝后，然后保持2~3秒。对侧动作同理。

第 **4** 章

老年人弹力带练习动作

训练目标 增强腕关节屈曲肌群的力量。

呼吸方法 屈腕时呼气，回到起始姿势时吸气。

注意事项 手臂尽量保持不动，动作放慢，避免腕关节受伤。

扫一扫，看视频

◎ 俯卧单侧肩外旋

1

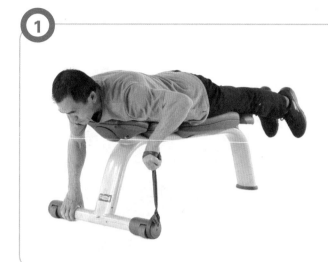

俯卧于训练椅上，将弹力带固定在训练椅一侧。一侧手紧握弹力带，大致与地面垂直，保持弹力带有一定张力，上臂与地面平行。另一侧手自然下垂，握住训练椅一侧。

2

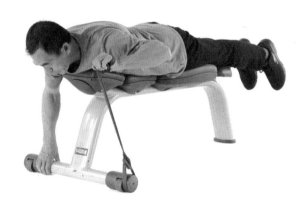

保持躯干及下肢姿势不变，握紧弹力带的手臂向上拉伸弹力带至与下颌齐平的位置，然后保持2~3秒。对侧动作同理。

训练目标 激活肩关节外旋肌群，增强力量和稳定性。

呼吸方法 上拉弹力带时呼气，回到起始姿势时吸气。

注意事项 上臂尽量保持不动，身体保持稳定。

◎ 双臂反向弯举

①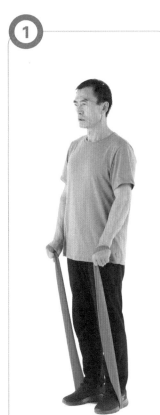

②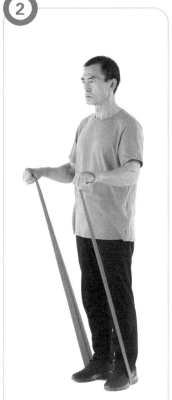

③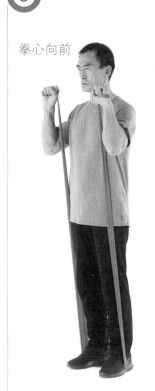

拳心向前

双臂向前下方伸展，双手紧握弹力带两端，双脚踩在弹力带中间，保持弹力带有一定张力。

保持躯干及下肢姿势不变，前臂向上、向前拉伸弹力带。

前臂向上、向后拉伸弹力带至肘关节弯曲到最大限度，拳心向前，然后保持2~3秒。

训练目标　增强肱二头肌的力量。

呼吸方法　向上拉伸弹力带时呼气，回到起始姿势时吸气。

注意事项　保持身体稳定，上臂尽量保持不动，并贴紧身体。

2 胸背练习动作

◎ 弹力带双臂下拉

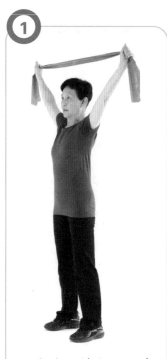 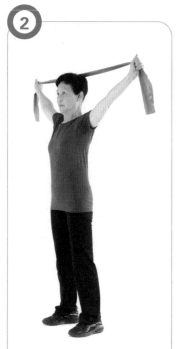 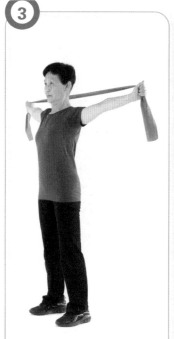

①	②	③
双脚分开站立，距离约与肩同宽，双臂向斜上方伸展，双手握住弹力带两端。	保持双臂伸直，向外、向下拉伸弹力带。注意匀速拉伸，保持核心稳定。	双臂继续向外、向下拉伸弹力带至手臂与地面大致平行，此时弹力带应位于头部后方。然后保持2~3秒。

訓练目标　增强背阔肌和肩关节周围肌群的力量。

呼吸方法　向下拉伸弹力带时呼气，回到起始姿势时吸气。

注意事项　手臂始终伸直，保持核心稳定。

扫一扫，看视频

◎ 弹力带飞鸟

1

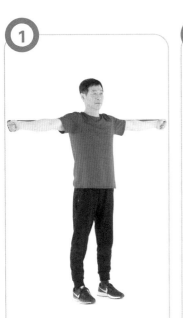

2

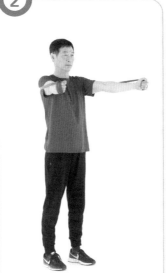

3

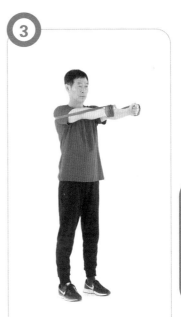

双脚分开站立，距离小于肩宽，双臂侧平举，拳心朝前，双手紧握弹力带两端，将弹力带从背部绕过。

保持双臂伸直，向内拉伸弹力带，感受双臂抗阻的感觉。

继续向内拉伸弹力带至手臂呈前平举姿势，拳心向内，然后保持2~3秒。拉伸期间保持手臂和弹力带始终与地面平行。

第 **4** 章

老年人弹力带练习动作

训练目标	增强胸大肌和肩关节周围肌群的力量。
呼吸方法	向内拉伸弹力带时呼气，回到起始姿势时吸气。
注意事项	手臂始终伸直，保持上身稳定。

扫一扫，看视频

◎ 弹力带斜飞鸟

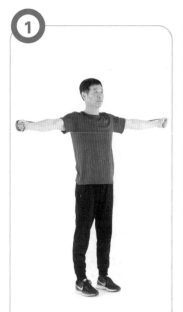

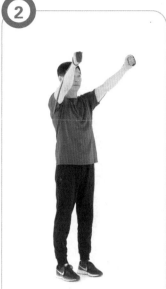

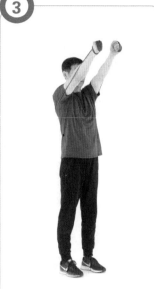

1 双脚分开站立，距离小于肩宽，双臂侧平举，拳心朝前，双手紧握弹力带两端，将弹力带从背部绕过。

2 保持双臂伸直，向内、向上拉伸弹力带。

3 向内、向上拉伸弹力带至手臂与地面呈45度角。这时弹力带两端应位于胸前且高于头顶的位置。然后保持2~3秒。

训练目标 增强胸大肌及肩关节周围肌群的力量。

呼吸方法 向内、向上拉伸弹力带时呼气，回到起始姿势时吸气。

注意事项 手臂始终伸直，不要耸肩，保持上身稳定。

扫一扫，看视频

◎ 胸前水平推

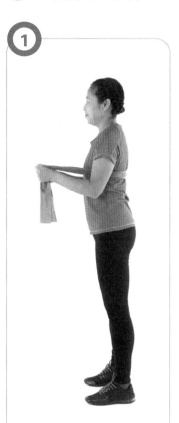

① 双脚分开站立，距离约与肩同宽，双臂弯曲，将弹力带从背部绕过。双手置于胸前，紧握弹力带两端。

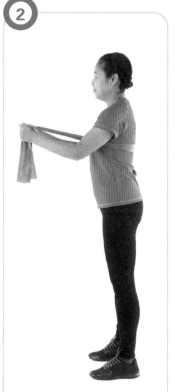

② 保持躯干及下肢姿势不变，双臂向前拉伸弹力带。

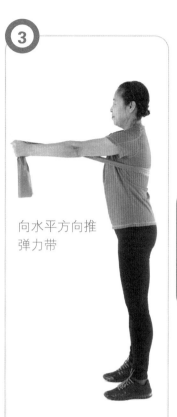

向水平方向推弹力带

③ 继续向前拉伸弹力带至双臂与地面平行，然后保持2~3秒。

第 **4** 章

老年人弹力带练习动作

训练目标	增强胸大肌及肩关节周围肌群的力量。
呼吸方法	水平拉伸弹力带时呼气，回到起始姿势时吸气。
注意事项	保持身体稳定。

扫一扫，看视频

◎ 胸前单臂交替斜向推

①

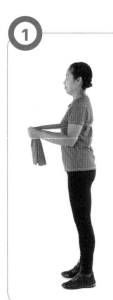

双脚分开站立，距离约与肩同宽，双臂弯曲，将弹力带从背部绕过。双手置于胸前，紧握弹力带两端。

②

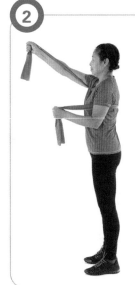

保持躯干及下肢姿势不变，一侧手臂向斜上方拉伸弹力带，将弹力带推举至手臂完全伸直，然后保持2~3秒。

③

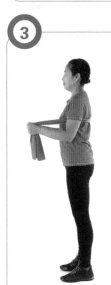

回到起始姿势，准备换另一侧手臂进行斜向推举。

④

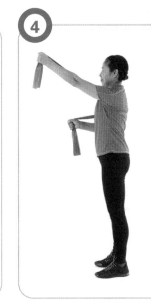

换另一侧手臂向斜上方推举弹力带至手臂完全伸直，然后保持2~3秒。

○ 训练目标 **增强胸大肌及肩关节周围肌群的力量。**

○ 呼吸方法 **向斜上方推举弹力带时呼气，回到起始姿势时吸气。**

○ 注意事项 **保持身体稳定。**

◎ 站姿弹力带肩上推举

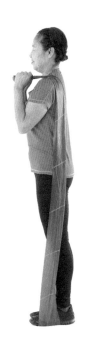

① 身体直立，双脚并拢站立，踩住弹力带。双臂向上弯曲，双手置于肩前，紧握弹力带两端。

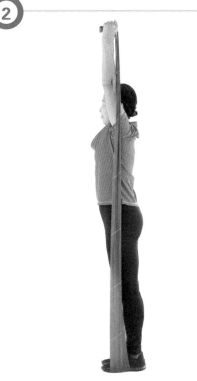

② 保持躯干及下肢姿势不变，双臂竖直向上拉伸弹力带，直到手臂完全伸直，然后保持2~3秒。

训练目标	增强斜方肌及肩关节周围肌群的力量。
呼吸方法	竖直向上拉伸弹力带时呼气，回到起始姿势时吸气。
注意事项	保持身体稳定。手臂上抬受限或感到疼痛者应避免进行这项练习。

第 4 章

老年人弹力带练习动作

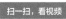
扫一扫，看视频

◎ 站姿俯身Y字练习

①

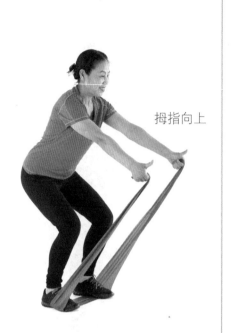

拇指向上

双脚分开站立，距离约与肩同宽，身体呈俯身半蹲姿势，双脚踩住弹力带。双臂向斜下方伸直，双手握住弹力带两端置于胸前，拇指向上做准备姿势。

②

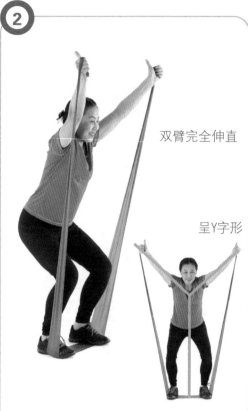

双臂完全伸直

呈Y字形

躯干及下肢保持稳定，双臂保持伸直并向斜上方上举至与躯干呈Y字形，然后保持2~3秒。

○ **训练目标** 增强斜方肌、菱形肌和肩关节周围肌群的力量。

○ **呼吸方法** 向斜上方上举弹力带时呼气，回到起始姿势时吸气。

○ **注意事项** 保持核心收紧，不要耸肩。

扫一扫，看视频

◎ 抗阻站姿胸椎旋转

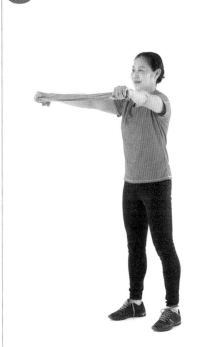

① 身体直立，双脚分开站立，距离约与肩同宽，双手紧握弹力带两端，双臂向前平举，与地面平行。

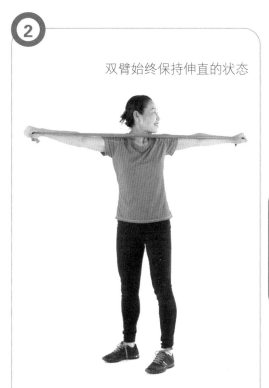

② 双臂始终保持伸直的状态

一侧手臂保持前伸，另一侧手臂向身体正后方拉动弹力带至最大限度，然后保持2~3秒。注意上肢和头也随着拉动弹力带向后扭转，下肢保持稳定。眼睛要看向后侧伸直的手臂。对侧动作同理。

第 4 章　老年人弹力带练习动作

训练目标　增强胸椎的灵活性。

呼吸方法　向后拉伸弹力带时呼气，回到起始姿势时吸气。

注意事项　保持核心收紧，身体稳定。

扫一扫，看视频

◎ 剪草机后拉

①

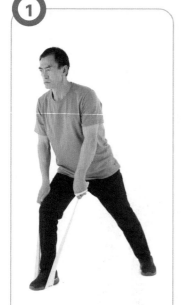

②

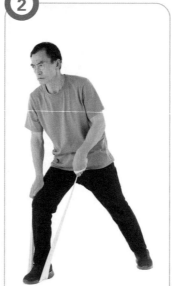

③

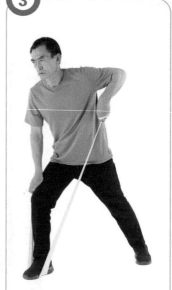

躯干向前倾斜，身体略微下蹲，呈弓步姿势。前脚踩住弹力带中间，双臂向下伸展，双手紧握弹力带两端。

保持躯干及下肢姿势不变，后侧腿的同侧手臂向后弯曲拉伸弹力带。

将弹力带一端提升至腰部的位置，然后保持2~3秒。注意身体不要后仰，重心始终在前脚上。对侧动作同理。

○ **训练目标** **增强菱形肌、斜方肌及肩关节周围肌群的力量。**

○ **呼吸方法** **拉伸弹力带时呼气，回到起始姿势时吸气。**

○ **注意事项** **身体重心始终放在前脚上，后拉时不要后仰。**

◎ 高位划船后拉训练

①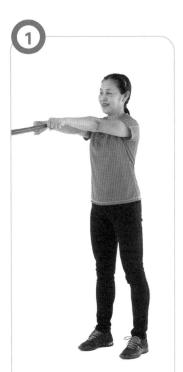

②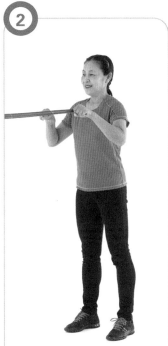

③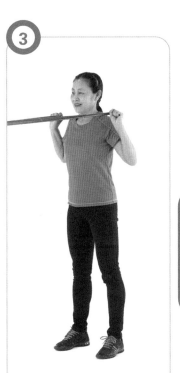

① 双脚分开站立，距离约与肩同宽，双臂前平举，双手紧握弹力带两端。将弹力带固定在面前与肩同高的物体上。

② 保持躯干及下肢姿势不变，双臂向后拉伸弹力带。

③ 双臂向后拉伸弹力带至颈部两侧的位置，然后保持2~3秒。

训练目标　**增强菱形肌、斜方肌及肩关节周围肌群的力量。**

呼吸方法　**拉伸弹力带时呼气，回到起始姿势时吸气。**

注意事项　**不要耸肩，核心保持稳定。**

扫一扫，看视频

第 **4** 章

老年人弹力带练习动作

◎ 俯身后拉练习

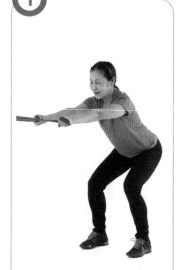

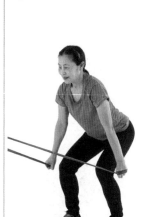

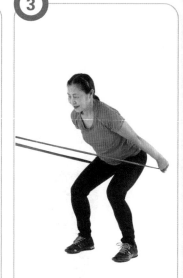

① 双脚分开站立，距离约与肩同宽，身体呈俯身半蹲姿势，双臂向前平举，双手握住弹力带两端并置于胸前。

② 保持躯干及下肢姿势不变，双臂向后拉伸弹力带，拳心向后。

③ 保持双臂伸直，向下拉伸弹力带至身体后侧，然后停留2~3秒。

○ 训练目标 **增强背阔肌和胸大肌的力量。**

○ 呼吸方法 **后拉弹力带时呼气，回到起始姿势时吸气。**

○ 注意事项 **保持身体重心稳定。**

扫一扫，看视频

◎ 站姿背阔肌下拉练习

①

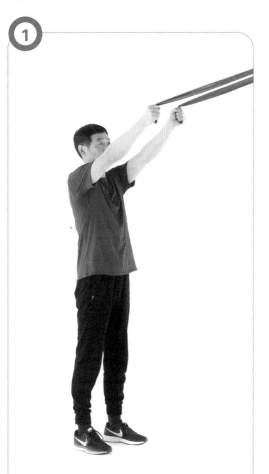

②

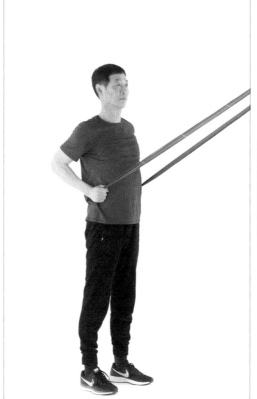

身体直立，双脚分开站立，距离小于肩宽，双手紧握弹力带两端，双臂向斜前方上举。将弹力带固定在比头顶略高的位置。

保持躯干及下肢姿势不变，双臂向后、向下拉伸弹力带，拳心向内。将弹力带拉伸至腰部两侧，双手贴近腰部，然后保持2~3秒。

○ **训练目标** 增强背阔肌、斜方肌及肩关节周围肌群的力量。

○ **呼吸方法** 下拉弹力带时呼气，回到起始姿势时吸气。

○ **注意事项** 保持核心收紧。

◎ 分腿蹲弹力带后拉

①

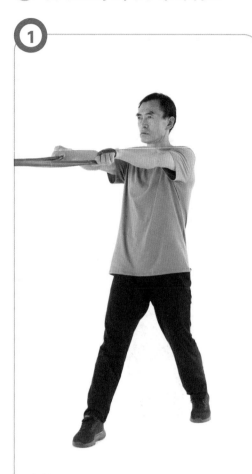

②

双臂同时向下、向后拉

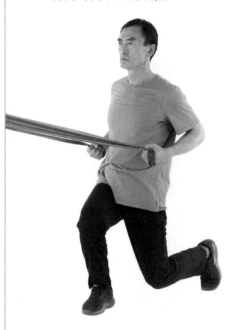

身体直立，单腿向前跨步，双腿分开适当距离。双臂前平举，双手紧握弹力带两端。将弹力带中间固定在面前与肩同高的物体上。

双臂向下、向后拉伸弹力带至肘关节呈90度角，同时身体下蹲至前侧大腿大致与地面平行，后侧大腿大致与地面垂直的状态。然后保持2~3秒。

训练目标 **增强斜方肌、背阔肌、股四头肌及臀大肌的力量。**

呼吸方法 **向下、向后拉伸弹力带时呼气，回到起始姿势时吸气。**

注意事项 **保持核心收紧和身体稳定，下蹲时膝盖不超过脚尖。**

◎ 弹力带俯卧撑

1

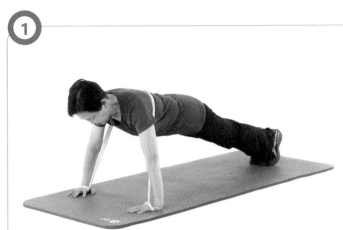

身体俯卧于垫上，将弹力带两端固定于双手上，使弹力带从背部绕过。双臂伸直撑垫，双腿伸直，脚尖触垫。

2

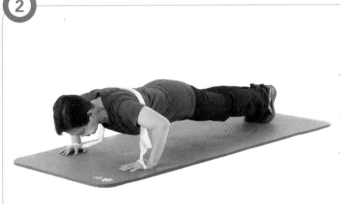

保持躯干及下肢姿势不变，双臂弯曲，使身体向下做俯卧撑动作。从头到脚保持呈一条直线，臀部不要抬起。身体降低至最大限度后，保持2~3秒。

训练目标	增强胸大肌、肱三头肌及核心肌群的力量。
呼吸方法	向下做俯卧撑动作时呼气，回到起始姿势时吸气。
注意事项	保持从头到脚呈一条直线，循序渐进地进行训练。

扫一扫，看视频

第 **4** 章

老年人弹力带练习动作

73

◎ 弹力带水平划船

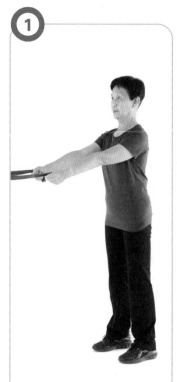

① 双脚分开站立，距离约与肩同宽，双臂向前伸直，双手紧握弹力带两端。将弹力带固定在面前与胸部同高的物体上。

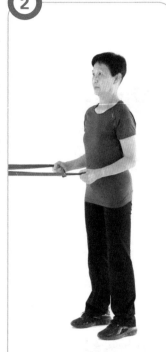

② 保持躯干及下肢姿势不变，双臂屈曲并向后拉伸弹力带。

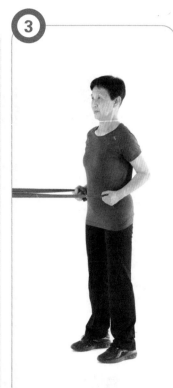

③ 屈臂将弹力带拉伸至腰部两侧的位置，拳心朝向身体内侧。然后保持2~3秒。

训练目标　增强斜方肌、菱形肌及肩关节周围肌群的力量。

呼吸方法　向后拉伸弹力带时呼气，回到起始姿势时吸气。

注意事项　保持身体稳定，不要耸肩。

扫一扫，看视频

◎ 弹力带坐位上举

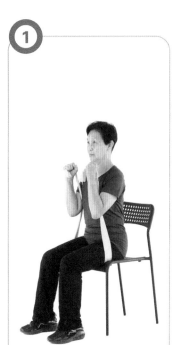

① 坐于椅子上，双腿弯曲约呈90度角。双臂向上弯曲，双手紧握弹力带两端，弹力带的中间固定于大腿与椅面之间。

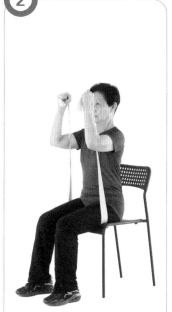

② 保持躯干及下肢姿势不变，双臂向上拉伸弹力带，经过头部。

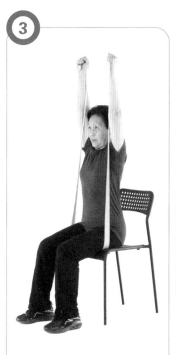

③ 双臂向上拉伸弹力带至手臂完全伸直，使弹力带两端高于头顶。然后保持2~3秒。

第
4
章

老年人弹力带练习动作

训练目标 增强斜方肌及肩关节周围肌群的力量。

呼吸方法 上举弹力带时呼气，回到起始姿势时吸气。

注意事项 保持核心收紧和身体稳定。

扫一扫，看视频

◎ 弹力带坐位挺身

①

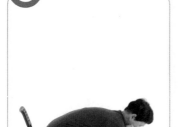

②

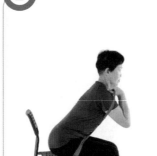

③

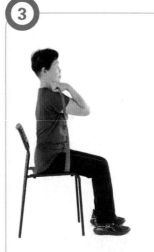

坐于椅子上，双腿弯曲约呈90度角。双臂向上弯曲，双手置于颈侧并紧握弹力带两端，使弹力带的中间从大腿下方绕过并在身前进行交叉。向前、向下俯身，使上臂与膝盖接触。

保持上肢及下肢姿势不变，躯干慢慢向上抬起。

躯干上抬至大致垂直于地面，然后保持2~3秒。

○ 训练目标 **增强竖脊肌的力量。**

○ 呼吸方法 **躯干上抬时呼气，回到起始姿势时吸气。**

○ 注意事项 **保持核心收紧和身体稳定。**

扫一扫，看视频

◎ 站姿反向飞鸟

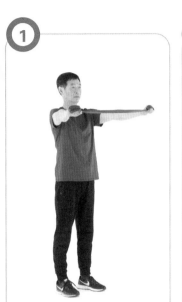

①

双脚分开站立，距离小于肩宽，双臂向前伸展，双手紧握弹力带两端，保持弹力带有一定张力。

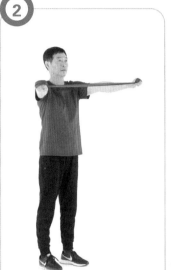

②

双臂向外侧水平拉伸弹力带，注意双臂保持伸直状态。

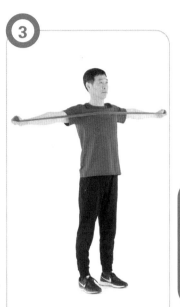

③

向外拉伸弹力带至手臂呈侧平举姿势，然后保持2~3秒。

第 **4** 章

老年人弹力带练习动作

训练目标 增强菱形肌、斜方肌、三角肌和肱三头肌的力量。

呼吸方法 拉伸弹力带时呼气，回到起始姿势时吸气。

注意事项 手臂始终伸直，保持核心稳定。

扫一扫，看视频

◎ 哑铃弹力带飞鸟

 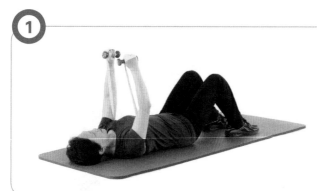

仰卧于垫上，双腿弯曲至膝关节呈90度角。双臂向上伸展，双手分别紧握一只固定住弹力带一端的哑铃，使弹力带中间从背部绕过。

 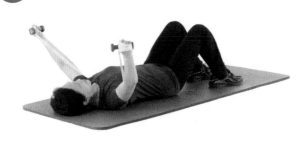

保持躯干及下肢姿势不变，双臂向下、向外拉伸弹力带。

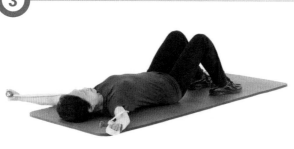

双臂向下、向外拉伸弹力带至手臂贴近垫面，然后保持2~3秒。

训练目标　　**增强胸大肌的力量。**

呼吸方法　　**向外、向下拉伸弹力带时呼气。**

注意事项　　**保持身体稳定，颈部不要用力。**

扫一扫，看视频

3 核心练习动作

◎ 坐姿卷腹

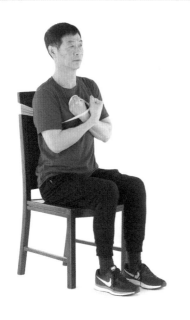

① 坐于椅子上，上身直立，双腿弯曲至膝关节呈90度角。双手交叉于胸前并紧握弹力带两端，使弹力带从椅背后侧绕过，保持弹力带有一定张力。

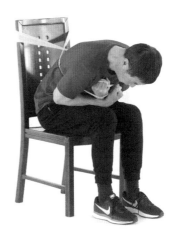

② 保持手臂姿势不变，躯干向下弯曲，呈卷腹姿势，使肘关节与大腿接触，下颌尽量接近手部。然后保持2~3秒。

第 **4** 章 老年人弹力带练习动作

训练目标 增强腹直肌的力量。

呼吸方法 卷腹时呼气，回到起始姿势时吸气。

注意事项 保持核心收紧和身体稳定。

扫一扫，看视频

◎ 弹力带阻力卷腹

①

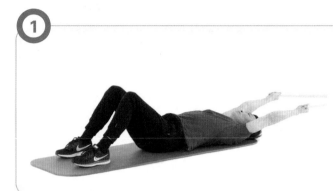

仰卧于垫上，双腿弯曲至膝关节约呈90度角。双臂向上伸展，双手紧握弹力带两端。弹力带固定在头部后方位置较高的物体上。

②

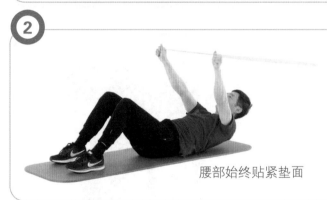

腰部始终贴紧垫面

双臂保持伸直，双手向前拉伸弹力带，躯干向上抬起，呈卷腹姿势。

③

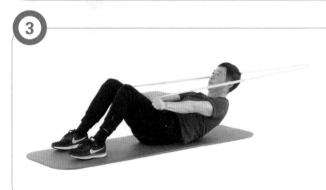

双手向前拉伸弹力带至双臂大致与地面平行，同时卷腹至最大限度。然后保持2~3秒。

○ **训练目标** 增强腹直肌的力量。

○ **呼吸方法** 卷腹时呼气，回到起始姿势时吸气。

○ **注意事项** 保持核心收紧和身体稳定，颈部不要用力。

◎ 弹力带臀桥

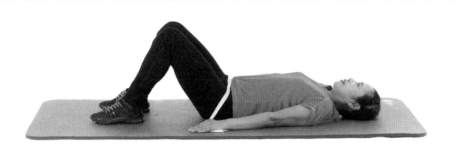

仰卧于垫上，双腿弯曲至膝关节约呈90度角，双臂于体侧伸展，双手紧握弹力带两端，使弹力带从腹部绕过。

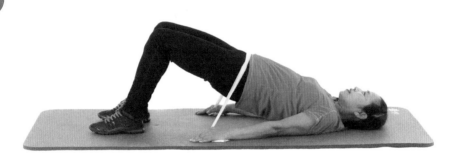

向上顶髋，使躯干与大腿呈一条直线，然后保持2~3秒。顶髋时臀部夹紧。

训练目标　**增强臀大肌、腘绳肌和核心肌群的力量和稳定性。**

呼吸方法　**顶髋时呼气，回到起始姿势时吸气。**

注意事项　**向上顶髋时保持躯干和大腿呈一条直线，避免过度顶髋。**

第 **4** 章

老年人弹力带练习动作

◎ 弹力带侧桥

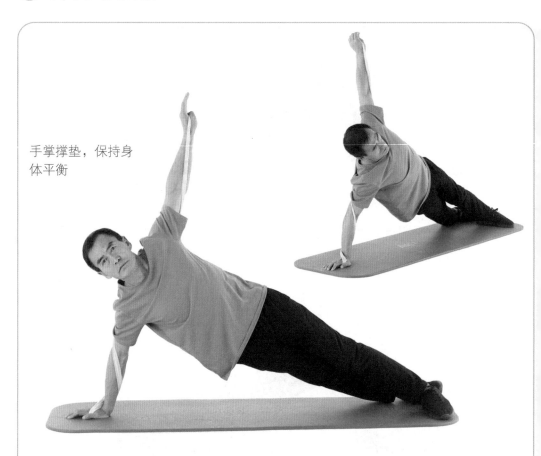

手掌撑垫，保持身体平衡

身体伸展，侧卧于垫上，双手分别紧握弹力带两端，使弹力带从背部绕过。一侧手臂向下伸展支撑身体，另一侧手臂向上伸展。双臂均应尽量伸直。上侧腿置于下侧腿前方，双脚同时撑于垫面。保持该姿势至规定时间。对侧动作同理。

训练目标 **增强核心肌群、上肢肌群和肩关节周围肌群的力量和稳定性。**

呼吸方法 **全程保持均匀呼吸，不要憋气。**

注意事项 **保持躯干和大腿呈一条直线。**

◎ 迷你带双腿臀桥

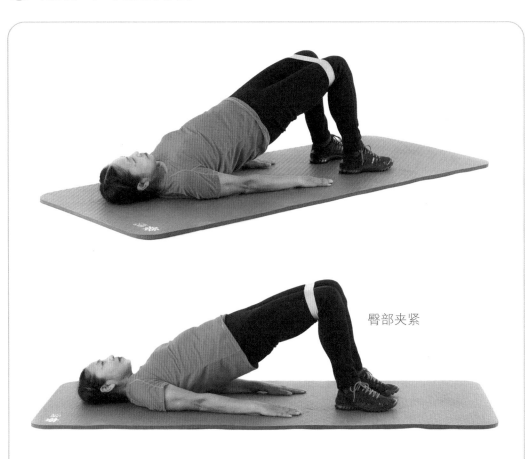

臀部夹紧

迷你带双腿臀桥是弹力带臀桥的进阶动作，迷你带阻力更大，可以帮助锻炼者进一步锻炼核心肌群。仰卧于垫上，双腿弯曲至膝关节呈90度角，双臂自然伸展于体侧，将迷你带固定在膝盖以上的位置。向上顶髋，使躯干与大腿呈一条直线。保持该姿势至规定时间。

訓練目标　**增强臀大肌、腘绳肌和核心肌群的力量和稳定性。**

呼吸方法　**全程保持均匀呼吸，不要憋气。**

注意事项　**保持躯干和大腿呈一条直线，避免过度顶髋。**

扫一扫，看视频

◎ 反向平板

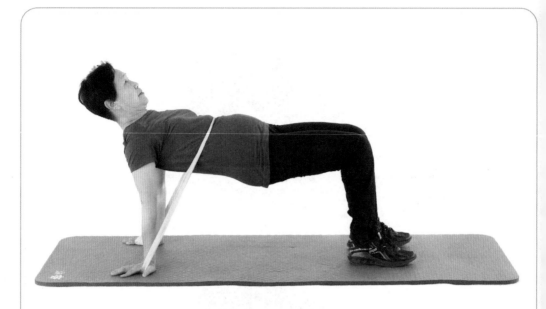

仰卧于垫上，双腿弯曲，双脚撑垫，双臂向下伸展，手掌撑于垫面以支撑身体。将弹力带两端固定于双手，使弹力带从腹部绕过，并保持一定张力。向上顶髋，使躯干与大腿呈一条直线且膝关节约呈90度角。保持该姿势至规定时间。

训练目标 增强核心肌群、臀部肌群及腘绳肌的力量和稳定性。

呼吸方法 全程保持均匀呼吸，不要憋气。

注意事项 保持躯干和大腿呈一条直线。

扫一扫，看视频

◎ 弹力带过顶躯干侧屈

①

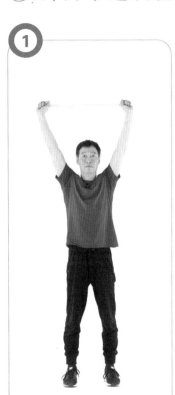

②

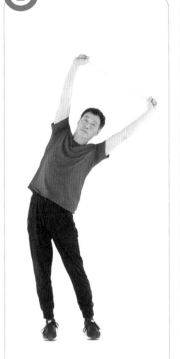

③

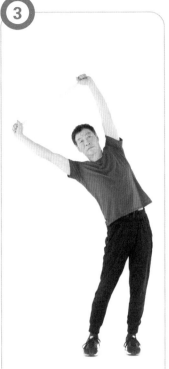

第 **4** 章

老年人弹力带练习动作

身体直立，双脚分开站立，距离约与肩同宽，双手紧握弹力带两端。双臂向侧上方伸展，手臂与身体呈Y字形。

保持双脚固定，躯干向一侧弯曲至最大限度，然后保持2~3秒。

躯干向另一侧弯曲至最大限度，然后保持2~3秒。

训练目标 **增强腹内斜肌、腹外斜肌、腰方肌和竖脊肌的力量。**

呼吸方法 **全程保持均匀呼吸。**

注意事项 **保持核心收紧和身体稳定。**

扫一扫，看视频

◎ 单臂稳定上拉

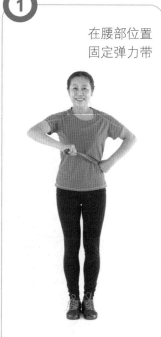

1

在腰部位置
固定弹力带

身体直立，双脚并拢。双手紧握弹力带两端。一侧手臂弯曲，手部置于腰部。另一侧手臂弯曲，手位于胸前的位置。

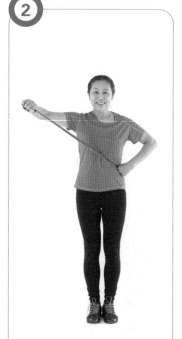

2

保持躯干及下肢姿势不变，身体前侧手臂向侧面斜上方拉伸弹力带。

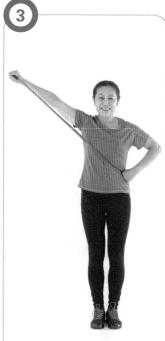

3

上拉弹力带直到手臂完全伸展，然后保持2~3秒。对侧动作同理。

训练目标　增强核心肌群及肩关节周围肌群的力量。

呼吸方法　上拉弹力带时呼气，回到起始姿势时吸气。

注意事项　保持核心收紧，躯干不要旋转。

扫一扫，看视频

核心练习动作

◎ 单臂稳定下拉

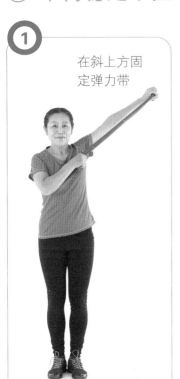

① 在斜上方固定弹力带

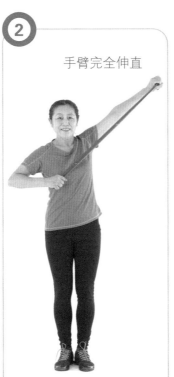

② 手臂完全伸直

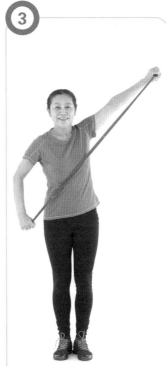

③

身体直立，双脚并拢，双手紧握弹力带两端。一侧手臂向侧面斜上方伸展，另一侧手臂向上弯曲至手部到达约与肩部齐平的位置。

保持躯干及下肢姿势不变，下侧手臂向侧面斜下方拉伸弹力带。

拉伸弹力带至手部到达体侧与髋关节齐平的位置，然后保持2~3秒。对侧动作同理。

训练目标　**增强核心肌群及肩关节周围肌群的力量。**

呼吸方法　**下拉弹力带时呼气，回到起始姿势时吸气。**

注意事项　**保持核心收紧和身体稳定。**

扫一扫，看视频

◎ 弹力带旋转下拉

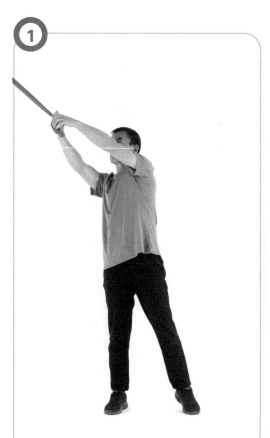

1

身体直立，双脚分开站立，距离比肩宽。将弹力带一端固定在身体一侧高于头部的位置。手臂向弹力带一侧的斜上方伸展，双手紧握弹力带另一端。保持弹力带有一定张力。

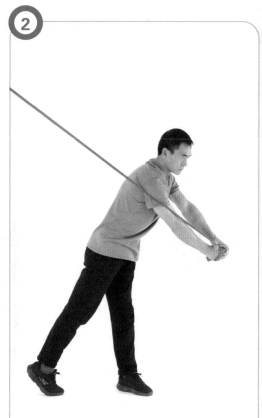

2

保持身体稳定，手臂向对侧斜下方拉伸弹力带至手臂完全伸展，然后保持2~3秒。对侧动作同理。

训练目标　**增强核心肌群的力量。**

呼吸方法　**下拉弹力带时呼气，回到起始姿势时吸气。**

注意事项　**保持核心收紧和身体稳定。**

扫一扫，看视频

◎ 弹力带旋转上拉

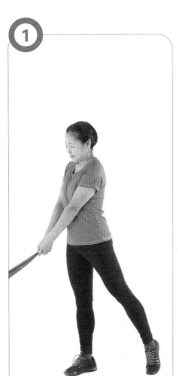

①

身体直立，双脚分开站立，距离比肩宽。将弹力带一端固定在身体一侧低于髋部的位置。双臂向下伸展，双手紧握弹力带另一端。保持弹力带有一定张力。

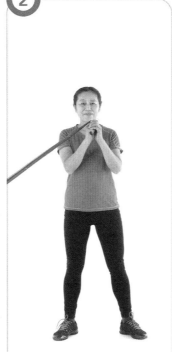

②

保持身体稳定，双臂同时向对侧斜上方拉伸弹力带，弹力带经过体前。

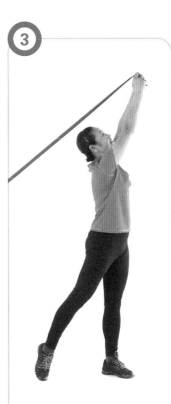

③

拉伸弹力带至斜上方最高处，此时手臂完全伸直。然后保持2~3秒。对侧动作同理。

第 **4** 章

老年人弹力带练习动作

○ **训练目标** 增强核心肌群的力量。

○ **呼吸方法** 上拉弹力带时呼气，回到起始姿势时吸气。

○ **注意事项** 保持核心收紧。

扫一扫，看视频

◎ 双臂旋转上提

①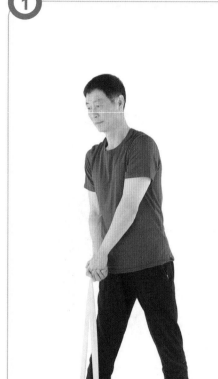

②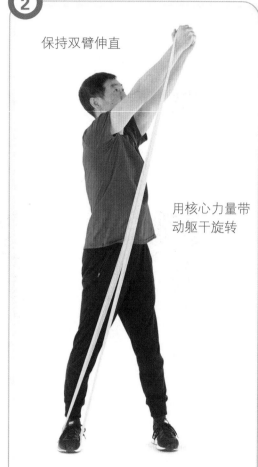

保持双臂伸直

用核心力量带动躯干旋转

双脚分开站立，距离比肩宽，一侧脚踩住弹力带中间，躯干向弹力带一侧扭转，双手交叠握住弹力带的两端。

躯干向对侧转动，同时双臂也随之向对侧斜上方拉伸弹力带至最大限度，然后保持2~3秒。对侧动作同理。

○ 训练目标　**增强核心肌群的力量。**

○ 呼吸方法　**上拉弹力带时呼气，回到起始姿势时吸气。**

○ 注意事项　**保持核心收紧。**

扫一扫，看视频

◎ 直臂躯干旋转

①

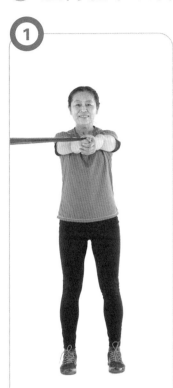

双脚分开站立，距离约与肩同宽，双臂平举于胸前，双手交叠紧握弹力带一端，弹力带另一端固定在身体一侧与肩同高的位置。

②

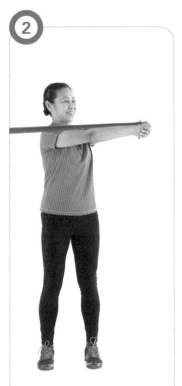

保持下肢及上肢姿势不变，躯干向弹力带对侧旋转，手臂也随之拉伸弹力带。

③

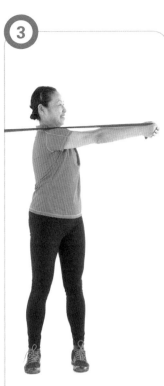

躯干向弹力带对侧旋转90度，手臂也随之拉伸弹力带向对侧转动。然后保持2~3秒。对侧动作同理。

第 **4** 章

老年人弹力带练习动作

○ 训练目标　**增强核心肌群的力量。**

○ 呼吸方法　**躯干旋转时呼气，回到起始姿势时吸气。**

○ 注意事项　**保持核心收紧。**

扫一扫，看视频

◎ 站姿弹力带躯干旋转

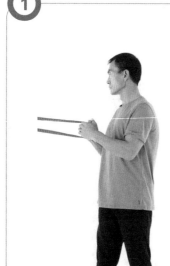

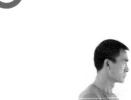
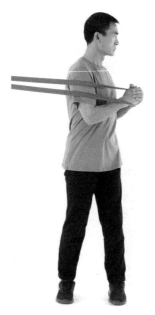

双脚分开站立，距离约与肩同宽，双臂屈于胸前，双手交叠紧握弹力带中间，弹力带两端固定在身体一侧与肩同高的位置。躯干向弹力带一侧旋转90度。

保持上肢及下肢姿势不变，躯干向弹力带对侧旋转约180度，手臂也随之拉伸弹力带向对侧转动。然后保持2~3秒。对侧动作同理。

训练目标	**增强核心肌群的力量。**	
呼吸方法	**躯干旋转时呼气，回到起始姿势时吸气。**	
注意事项	**保持核心收紧。**	

核心练习动作

◎ 髋关节三方向激活

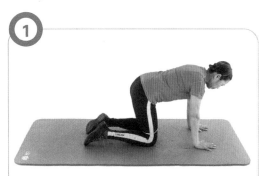

1 跪于垫上，双膝并拢，双臂伸直支撑于垫面，将迷你带绕过双腿膝关节上方，呈准备姿势。

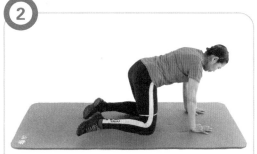

2 保持躯干姿势不变，双臂伸直。一侧腿向侧面拉伸弹力带至适当距离，并在保持2~3秒后回到原位。

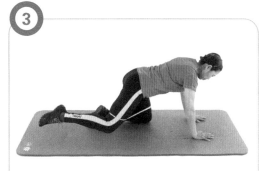

3 然后向斜后方拉伸弹力带至适当距离，并在保持2~3秒后回到原位。

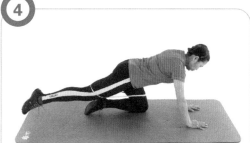

4 最后向正后方拉伸弹力带至适当距离，并在保持2~3秒后回到原位。对侧动作同理。

第**4**章

老年人弹力带练习动作

训练目标　**增强核心肌群的力量。**

呼吸方法　**全程均匀呼吸。**

注意事项　**保持核心收紧，背部平直，髋部不要旋转。**

扫一扫，看视频

◎ 髋关节画圈激活

1

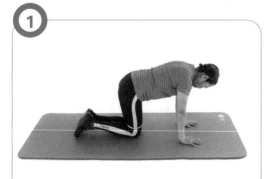

跪于垫上，双膝并拢，双臂伸直支撑于垫面，将迷你带绕过双腿膝关节上方，呈准备姿势。

2

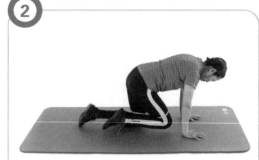

保持躯干姿势不变，双臂伸直。一侧腿抬起，膝关节按逆时针方向画圈，拉伸弹力带。

3

髋关节带动腿部

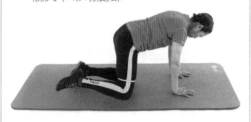

一侧腿画圈时，注意对侧腿起稳定支撑作用，髋关节发力，带动腿部画圈。

4

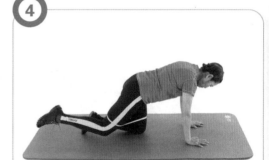

逆时针画圈一周后完成动作。对侧动作同理。

训练目标　**增强核心肌群的力量。**

呼吸方法　**全程均匀呼吸。**

注意事项　**保持身体稳定，核心收紧，背部平直，匀速、有控制地完成练习。**

扫一扫，看视频

◎ 坐姿髋关节外展

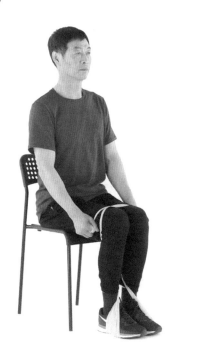

① 坐于椅子上，双脚踩住弹力带中间，使弹力带绕过双腿膝关节上方，双手握紧弹力带两端。双腿双脚并拢，保持弹力带有一定张力。

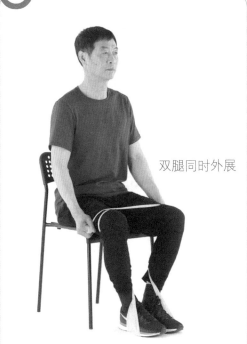

双腿同时外展

② 保持躯干姿势不变，双腿向两侧拉伸弹力带至最大限度。双脚始终保持并拢状态。

第 **4** 章

老年人弹力带练习动作

训练目标 增强髋外展肌群的力量。

呼吸方法 向两侧拉伸弹力带时呼气，回到起始姿势时吸气。

注意事项 保持核心收紧和身体稳定。

扫一扫，看视频

◎ 坐姿髋关节内收

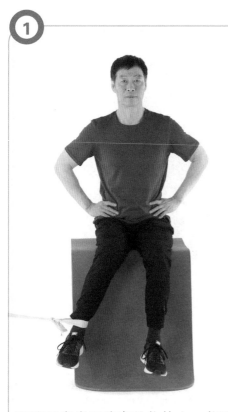

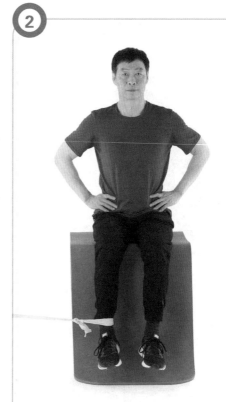

①

双脚悬空坐于稳定的物体上，将弹力带一端固定在身体一侧与踝关节等高的位置，将弹力带另一端绕过同侧踝关节并向外拉动踝关节一定的距离，另一只脚自然下落。

②

保持躯干及上肢姿势不变，缠绕弹力带的腿向内拉伸弹力带至身体正面位置，然后保持2~3秒。对侧动作同理。

训练目标　**增强髋内收肌群的力量。**

呼吸方法　**向内拉伸弹力带时呼气，回到起始姿势时吸气。**

注意事项　**保持核心收紧和身体稳定。**

扫一扫，看视频

◎ 站姿髋关节内收

①

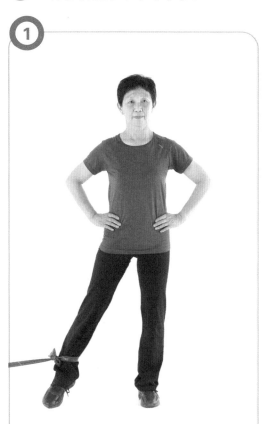

身体直立，双手叉腰，一侧腿支撑于地面。另一侧腿向体侧伸展，脚尖点地，将弹力带一端绕过该侧踝关节，另一端固定在体侧与踝关节等高的位置。

②

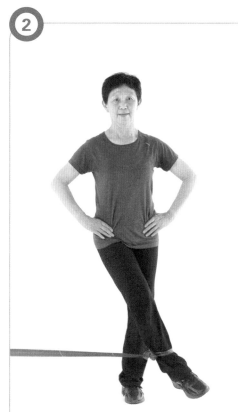

保持躯干及上肢姿势不变，缠绕弹力带的腿向内拉伸弹力带至身体正面位置后，继续拉伸弹力带至身体对侧位置。然后保持2~3秒。对侧动作同理。

第 **4** 章

老年人弹力带练习动作

○○ 训练目标 **增强髋内收肌群的力量。**
○○ 呼吸方法 **向对侧拉伸弹力带时呼气，回到起始姿势时吸气。**
○○ 注意事项 **保持膝关节伸直和核心稳定。**

扫一扫，看视频

◎ 站姿髋关节后伸

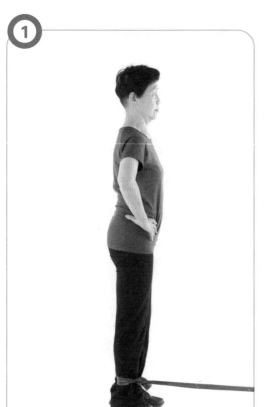

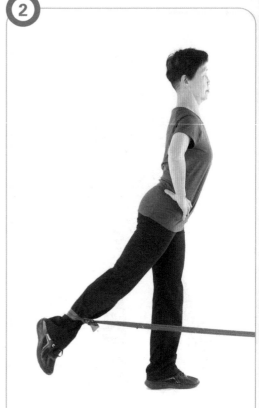

双脚分开站立，距离约与肩同宽，双手叉腰，将弹力带一端绕过一侧踝关节，另一端固定在体前与踝关节等高的位置。

保持支撑腿姿势不变，缠绕弹力带的腿向后拉伸弹力带至最大限度，然后保持2~3秒。对侧动作同理。

训练目标　增强髋后伸肌群的力量。

呼吸方法　向后拉伸弹力带时呼气，回到起始姿势时吸气。

注意事项　保持膝关节伸直和核心稳定。

扫一扫，看视频

◎ 迷你带纵向走

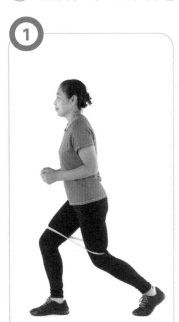

①

双脚前后分开站立，距离大于肩宽，双膝微屈。将迷你带固定在双腿膝关节上方。双臂自然弯曲，保持弹力带有一定张力。

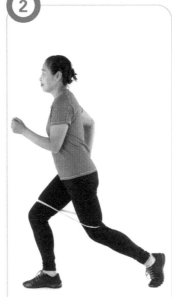

②

保持半蹲姿势，前侧腿向前迈步，身体重心随之前移，同侧手臂向后摆动，后侧腿脚尖点地，同侧手臂向前摆动。

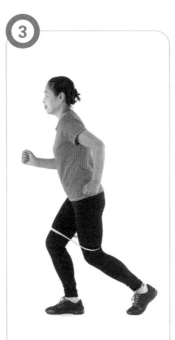

③

后侧腿向前迈步，使双腿间距离与初始时大致相同。两侧腿交替向前迈步，进行纵向走运动。对侧动作同理。

第 **4** 章 老年人弹力带练习动作

训练目标　**增强核心肌群的力量。**

呼吸方法　**全程保持均匀呼吸。**

注意事项　**保持核心收紧，身体重心不要起伏，双腿前后位置不要改变。**

扫一扫，看视频

◎ 迷你带横向走

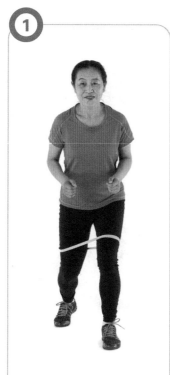

① 双脚前后分开站立，距离大于肩宽，双膝微屈。将迷你带固定在双腿膝关节上方。双臂自然弯曲，保持弹力带有一定张力。

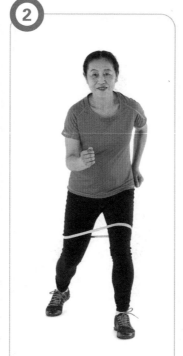

② 保持半蹲姿势，前侧腿向侧面迈步，身体重心随之侧移，同侧手臂向后摆动，后侧腿脚尖点地，同侧手臂向前摆动。

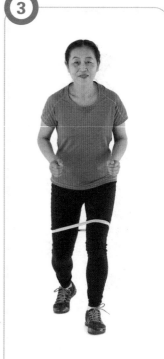

③ 后侧腿向侧面跟步。两侧腿交替向侧面迈步，进行横向走运动。对侧动作同理。

○ 训练目标　**增强核心肌群的力量。**

○ 呼吸方法　**全程保持均匀呼吸。**

○ 注意事项　**保持核心收紧，身体重心不要起伏。**

扫一扫，看视频

核心练习动作

◎ 弹力带半跪姿挺身

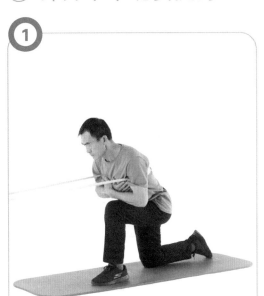

①

半跪于垫上，一侧腿髋关节和膝关节均呈90度角，另一侧腿向后弯曲。双手交叉于胸前，使弹力带从背部和腋下绕过，并固定在体前与腰等高的位置。躯干前倾，保持弹力带有一定张力。

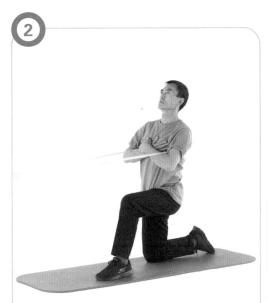

②

保持手臂姿势不变，躯干向上挺起，呈直立状态。然后保持2~3秒。注意过程中不要耸肩，颈部不要用力。对侧动作同理。

扫一扫，看视频

训练目标 **增强竖脊肌的力量。**

呼吸方法 **躯干向上挺起时呼气，回到起始姿势时吸气。**

注意事项 **保持背部平直，不要弓背。**

◎ 躯干侧屈

1

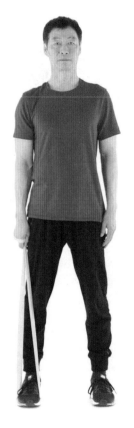

2

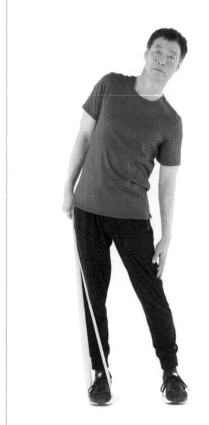

双脚分开站立，距离约与肩同宽。一侧脚踩住弹力带中间，同侧手紧握弹力带两端，双臂自然下垂。

保持双脚固定，躯干向弹力带对侧弯曲至最大限度，然后保持2~3秒。对侧动作同理。

训练目标　增强腹内斜肌、腹外斜肌、腰方肌和竖脊肌的力量。

呼吸方法　躯干侧屈时呼气，回到起始姿势时吸气。

注意事项　保持核心收紧，身体稳定。

◎ 侧卧髋关节外展

①

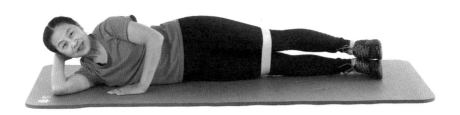

侧卧于垫上，下侧手臂支撑头部，上侧手臂置于体前并撑于垫面。双腿伸直，将迷你带固定于双腿膝关节上方，呈准备姿势。

②

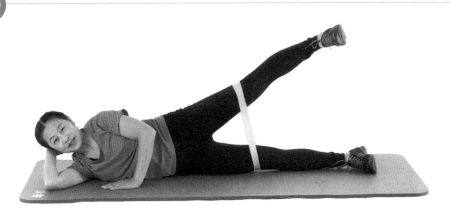

保持躯干及上肢姿势不变，上侧腿向上拉伸弹力带至最大限度，然后保持2~3秒。对侧动作同理。

○ 训练目标　**增强髋外展肌群的力量。**

○ 呼吸方法　**向上拉伸弹力带时呼气，回到起始姿势时吸气。**

○ 注意事项　**保持核心收紧，身体稳定，尽量避免前后晃动。**

扫一扫，看视频

第 **4** 章

老年人弹力带练习动作

下肢练习动作

◎ 弹力带前弓步

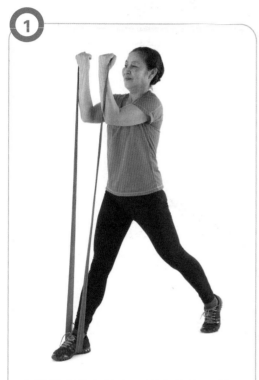

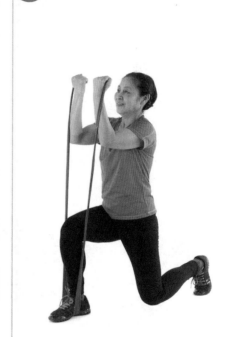

① 双脚前后分开站立，距离约为一侧腿长，前脚踩住弹力带中间，双臂弯曲90度且上抬至上臂与地面平行，双手掌心向后且紧握弹力带两端。

② 保持躯干及上肢姿势不变，双腿下蹲呈弓步姿势，然后保持2~3秒。对侧动作同理。

训练目标　增强下肢及核心肌群的力量及稳定性。

呼吸方法　下蹲时呼气，回到起始姿势时吸气。

注意事项　保持核心收紧，背部平直。

扫一扫，看视频

◎ 弹力带架式前蹲

①

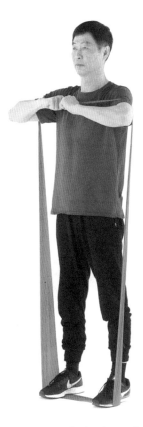

②

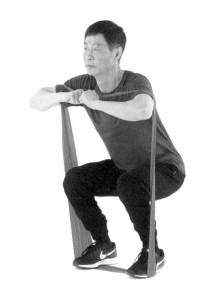

双脚分开（距离与肩同宽）并踩住弹力带中间，双手紧握弹力带两端。双臂向内弯曲并上举至大致与肩部平行，呈准备姿势。

保持手臂姿势不变，身体下蹲至大腿与地面接近平行，注意膝关节不要超过脚尖。然后保持2~3秒。

○
○　**训练目标**　增强下肢肌群的力量。
○
○　**呼吸方法**　下蹲时呼气，回到起始姿势时吸气。
○
○　**注意事项**　保持核心收紧，背部平直，肩部下沉。

◎ 弹力带弓步平衡训练

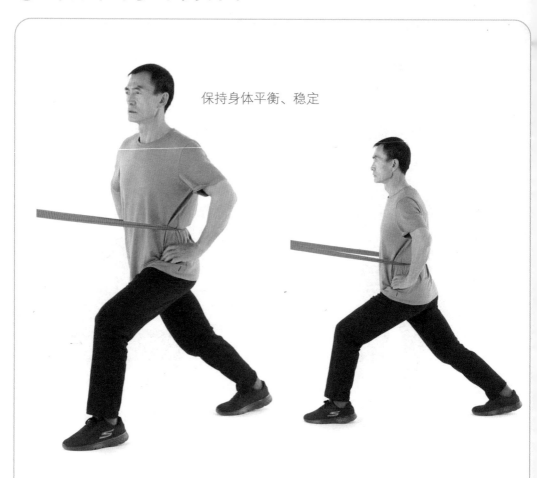

保持身体平衡、稳定

上身直立,单腿向前跨步,呈弓步姿势。双手叉腰,将弹力带中间绕过腰部,两端固定在体前约与腰等高的位置。与弹力带做对抗,保持弓步姿势至规定时间。对侧动作同理。

训练目标 增强下肢及核心肌群的力量及稳定性。

呼吸方法 全程均匀呼吸。

注意事项 保持核心收紧,背部平直。

扫一扫,看视频

◎ 迷你带直线走

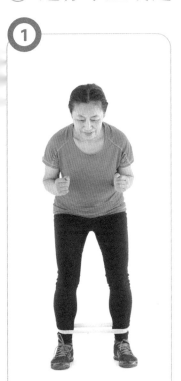

① 躯干向前倾斜，双腿微屈，双脚分开，距离约与肩同宽。将迷你带固定于踝关节上方。双臂屈于胸前，呈准备姿势。

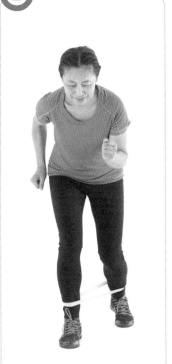

② 一侧腿向前迈步，身体重心向前转移，同侧手臂向后摆动。

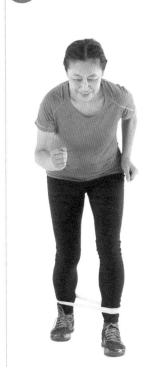

③ 两侧腿交替向前进行直线走运动。重复至规定时间或距离。

第 **4** 章

老年人弹力带练习动作

训练目标　**增强下肢及核心肌群的力量及稳定性。**

呼吸方法　**全程均匀呼吸。**

注意事项　**注意稳定重心并时刻保持弹力带有一定张力。**

扫一扫，看视频

◎ 迷你带侧向走

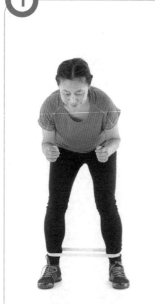

1

躯干向前倾斜，双腿微屈，双脚分开，距离约与肩同宽。将迷你带固定于踝关节上方。双臂屈于胸前，呈准备姿势。

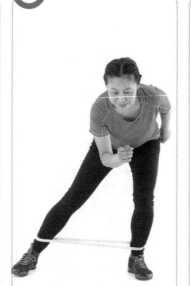

2

一侧腿向同侧迈步，身体重心向迈步脚转移，同侧手臂向后摆动。

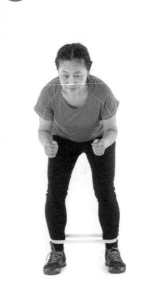

3

两侧腿交替迈步，进行侧向走运动。重复至规定时间或距离。对侧动作同理。

○ 训练目标 **增强下肢及核心肌群的力量及稳定性。**

○ 呼吸方法 **全程均匀呼吸。**

○ 注意事项 **注意稳定重心。**

扫一扫，看视频

◎ 弹力带单腿半蹲静立

①

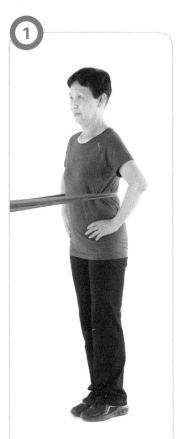

身体直立，将弹力带中间绕过腰部，两端固定在体前约与腰等高的位置。保持弹力带有一定的张力。

②

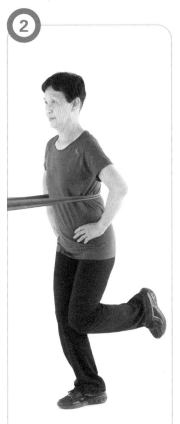

保持躯干及上肢姿势不变，一侧腿微屈，另一侧腿向上抬起并屈膝呈90度角，站立至规定时间。

③

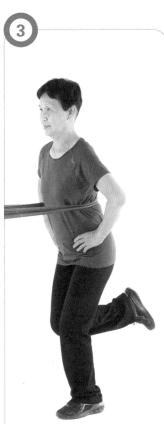

对侧动作同理，尽量坚持，保持身体平衡，与弹力带的阻力对抗。

第 **4** 章

老年人弹力带练习动作

训练目标 **增强下肢及核心肌群的力量及稳定性。**

呼吸方法 **全程均匀呼吸。**

注意事项 **保持核心收紧和身体稳定。**

扫一扫，看视频

◎ 侧向阻力稳定站立

①

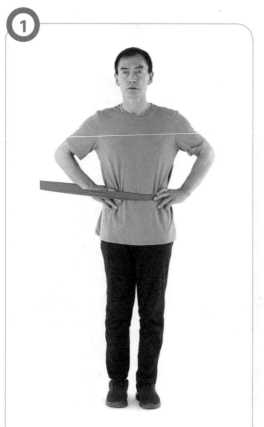

身体直立，将弹力带中间绕过腰部，两端固定在体侧约与腰等高的位置。保持弹力带有一定的张力。

②

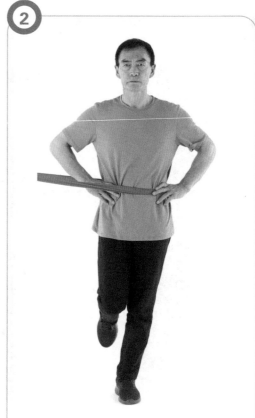

保持躯干及上肢姿势不变，一侧腿伸直站立，另一侧腿向后屈膝至小腿约与地面平行。保持该姿势至规定时间。对侧动作同理。

○ **训练目标** 增强下肢及核心肌群的力量及稳定性。

○ **呼吸方法** 全程均匀呼吸。

○ **注意事项** 保持核心收紧和身体稳定。

扫一扫，看视频

◎ 弹力带单足稳定站立

①

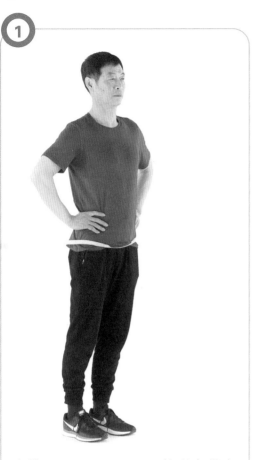

②

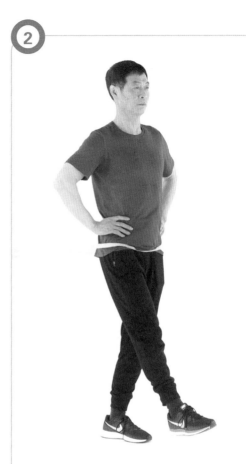

身体直立，双手叉腰，将弹力带中间绕过腰部，两端固定在体后约与腰等高的位置。保持弹力带有一定张力。

保持躯干及上肢姿势不变，一侧腿向上抬起至约与地面呈45度角，保持该姿势至规定时间。对侧动作同理。

训练目标　**增强下肢及核心肌群的力量及稳定性。**

呼吸方法　**全程均匀呼吸。**

注意事项　**保持核心收紧和身体稳定。**

扫一扫，看视频

◎ 弹力带阻力弓步（腰部阻力）

①

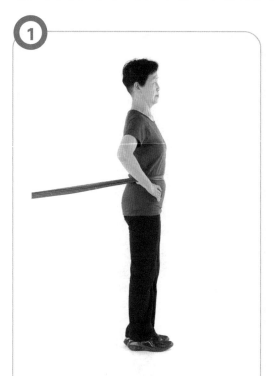

身体直立，双脚并拢，双手叉腰。将弹力带中间绕过腰部，两端固定在体后约与腰同高的位置。

②

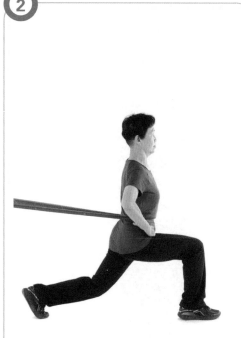

保持躯干及上肢姿势不变，一侧腿向前跨步至大腿与地面平行，小腿与地面垂直，然后保持2~3秒。对侧动作同理。

训练目标	**增强下肢及核心肌群的力量及稳定性。**
呼吸方法	**跨步时呼气，回到起始姿势时吸气。**
注意事项	**保持核心收紧，下蹲时膝盖尽量不超过脚尖。**

扫一扫，看视频

◎ 弹力带阻力弓步（踝部阻力）

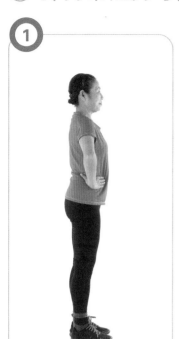

①

身体直立，双脚并拢，双手叉腰。将弹力带两端分别缠绕在双脚踝关节上方，保持弹力带松弛（不会给后续动作造成过大的阻力）。

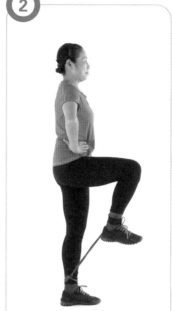

②

保持躯干及上肢姿势不变，一侧腿向上抬起至大腿与地面平行。

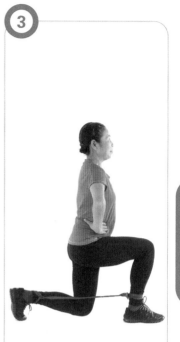

③

向前跨步约一侧腿的长度，并下蹲至前侧大腿与地面平行，后侧大腿与地面垂直。然后保持2~3秒。对侧动作同理。

第 **4** 章

老年人弹力带练习动作

训练目标 增强下肢及核心肌群的力量及稳定性。

呼吸方法 跨步时呼气，回到起始姿势时吸气。

注意事项 保持核心收紧和身体稳定。

扫一扫，看视频

◎ 仰卧弹力带蹬腿

1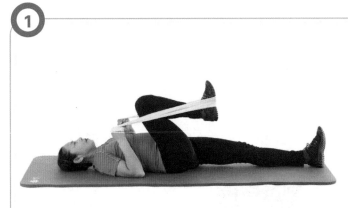

仰卧于垫上，一侧腿伸直，另一侧腿向胸前屈髋、屈膝至最大限度，将弹力带中间绕过足底，双手紧握弹力带两端并置于胸前，保持弹力带有一定张力。

2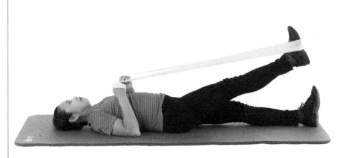

保持躯干及上肢姿势不变，屈膝腿向前蹬直，然后保持2~3秒。对侧动作同理。

训练目标	增强臀大肌及股四头肌的力量。
呼吸方法	蹬腿时呼气，回到起始姿势时吸气。
注意事项	保持核心收紧和身体稳定。

扫一扫，看视频

◎ 坐姿伸膝练习

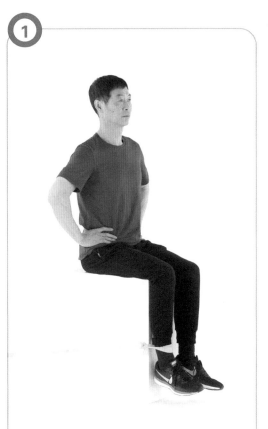

1

坐姿，小腿悬空，将弹力带一端绕过一侧踝关节上方，另一端固定在腿后约与踝关节等高的位置。

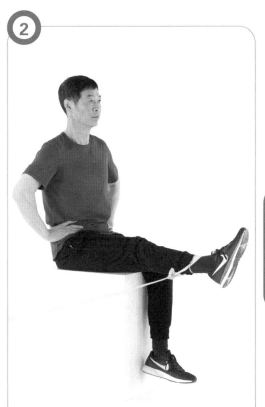

2

保持躯干及上肢姿势不变，缠绕弹力带的小腿向上抬起至膝关节完全伸直，然后保持2~3秒。对侧动作同理。

第 **4** 章

老年人弹力带练习动作

训练目标 **增强股四头肌和髋内收肌的力量。**

呼吸方法 **伸膝时呼气，回到起始姿势时吸气。**

注意事项 **保持核心收紧和身体稳定。**

扫一扫，看视频

◎ 弹力带提踵练习

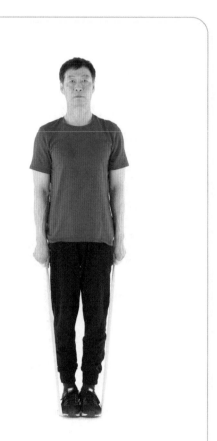

身体直立，双腿并拢，双脚前脚掌踩住弹力带中间，双手紧握弹力带两端。

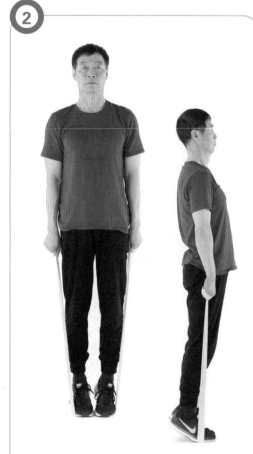

保持身体姿势不变，脚跟向上抬起至最大限度后保持2~3秒，最后落下。

训练目标　增强腓肠肌和比目鱼肌的力量。

呼吸方法　脚跟上抬时呼气，回到起始姿势时吸气。

注意事项　保持核心收紧，身体稳定，双脚脚踝尽量并拢。

扫一扫，看视频

◎ 坐姿屈膝跖屈训练

①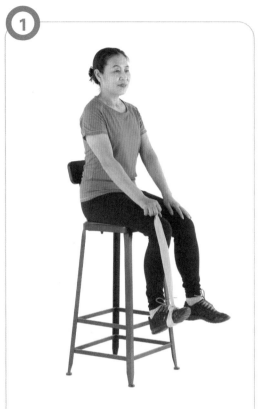

②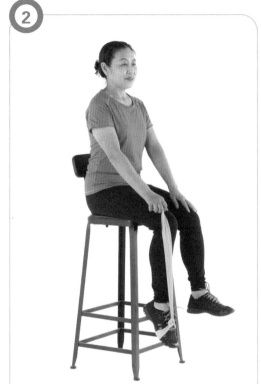

坐于高度可以让双腿悬空的椅子上，小腿悬空，将弹力带一端绕过一侧前脚掌，该侧脚钩起，同侧手紧握弹力带另一端并置于同侧膝关节上方。保持弹力带有一定张力。

保持躯干及上肢姿势不变，前脚掌向下拉伸弹力带至最大限度，然后保持2~3秒。对侧动作同理。

训练目标　**增强腓肠肌及比目鱼肌的力量。**

呼吸方法　**向下拉伸弹力带时呼气，回到起始姿势时吸气。**

注意事项　**保持核心收紧和身体稳定。**

扫一扫，看视频

第 **4** 章　老年人弹力带练习动作

◎ 坐姿屈膝背屈训练

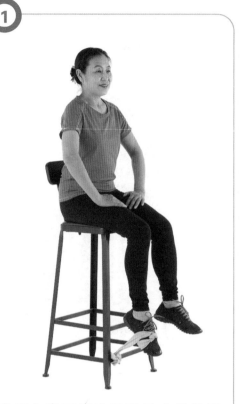

① 坐于高度可以让双腿悬空的椅子上，小腿悬空，将弹力带一端绕过一侧前脚掌，该侧脚绷直。将弹力带另一端固定在腿后下方的位置，保持弹力带有一定张力。

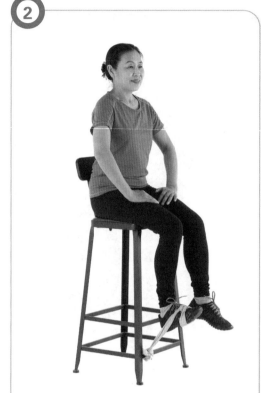

② 保持躯干及上肢姿势不变，前脚掌向上拉伸弹力带至最大限度，然后保持2~3秒。对侧动作同理。

训练目标　**增强胫骨前肌的力量。**

呼吸方法　**向上拉伸弹力带时呼气，回到起始姿势时吸气。**

注意事项　**保持核心收紧和身体稳定。**

扫一扫，看视频

◎ 弹力带单腿踝背屈

①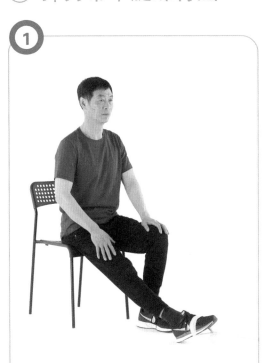

②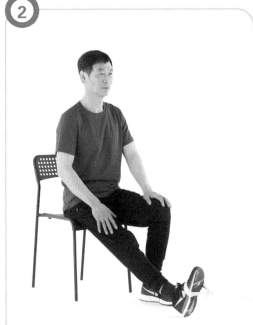

坐姿，躯干直立，一侧腿弯曲至膝关节接近90度角，单脚撑地。另一侧腿向前伸展，膝关节伸直，脚跟点地，将弹力带一端绕过前脚掌，使脚尖朝前，另一端固定在脚前约与踝关节等高的位置。

保持躯干及上肢姿势不变，前脚掌钩起，向后拉伸弹力带至最大限度，然后保持2~3秒。对侧动作同理。

训练目标 **增强胫骨前肌的力量。**

呼吸方法 **向后拉伸弹力带时呼气，回到起始姿势时吸气。**

注意事项 **保持训练侧腿的膝关节伸直。**

扫一扫，看视频

第 **4** 章

老年人弹力带练习动作

◎ 弹力带单腿踝跖屈

1

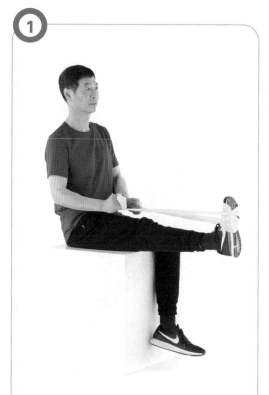

2

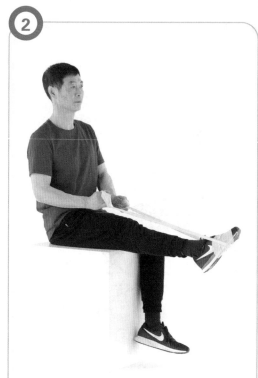

坐姿，躯干直立，小腿悬空。一侧腿弯曲至膝关节呈90度角，另一侧腿向上抬起至与地面平行，将弹力带中间绕过前脚掌，使脚尖朝上。双手紧握弹力带两端，保持弹力带有一定张力。

保持躯干及上肢姿势不变，前脚掌绷直，向下拉伸弹力带至最大限度，然后保持2~3秒。对侧动作同理。

训练目标	增强腓肠肌及比目鱼肌的力量。
呼吸方法	向下拉伸弹力带时呼气，回到起始姿势时吸气。
注意事项	保持训练侧腿的膝关节伸直。

扫一扫，看视频

◎ 弹力带抗阻足内翻练习

1

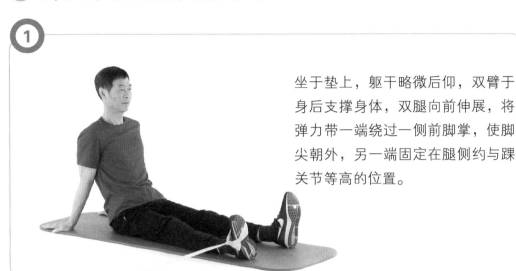

坐于垫上，躯干略微后仰，双臂于身后支撑身体，双腿向前伸展，将弹力带一端绕过一侧前脚掌，使脚尖朝外，另一端固定在腿侧约与踝关节等高的位置。

2

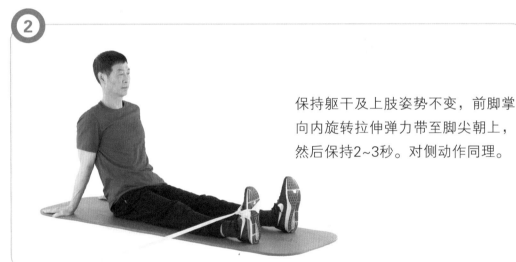

保持躯干及上肢姿势不变，前脚掌向内旋转拉伸弹力带至脚尖朝上，然后保持2~3秒。对侧动作同理。

训练目标　**增强胫骨前肌及胫骨后肌的力量。**

呼吸方法　**向内拉伸弹力带时呼气，回到起始姿势时吸气。**

注意事项　**保持训练侧腿的膝关节伸直。**

扫一扫，看视频

第 **4** 章

老年人弹力带练习动作

◎ 单腿主动下落训练

1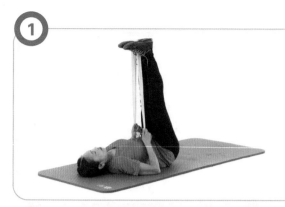

仰卧于垫上，双腿向上伸直，与垫面大致垂直。将弹力带中间绕过一侧脚底固定，双手紧握弹力带两端，保持弹力带有一定张力。

2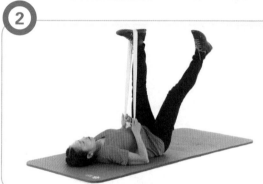

保持拉伸弹力带的腿伸直不动，另一条腿缓慢下落。下落时膝关节始终保持伸直的状态。

3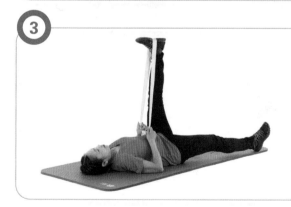

单腿下落至垫面。过程中要有意识地控制下落腿，速度不要过快。对侧动作同理。

训练目标　**增强髋关节的灵活性。**

呼吸方法　**单腿下落时呼气，回到起始姿势时吸气。**

注意事项　**动作过程中保持核心稳定。**

扫一扫，看视频

◎ 弹力带牵拉直腿上抬

1

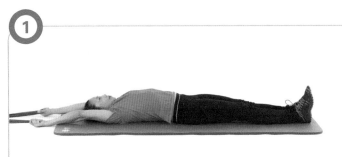

仰卧于垫上，双腿自然伸直并拢。双臂向头后方伸展，双手紧握弹力带两端，肘关节伸直，保持弹力带有一定张力。

2

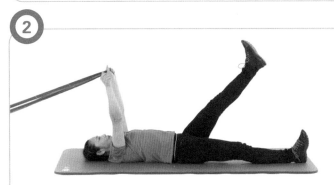

双臂向正上方抬起，拉伸弹力带的同时一侧腿也随之抬起。

3

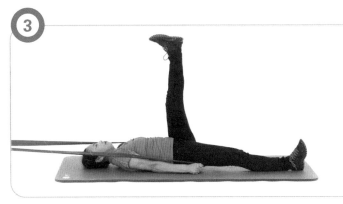

双臂下拉弹力带至接触垫面，一侧腿上抬到与垫面大致垂直，注意手臂动作与抬腿动作同时进行。然后保持2~3秒。对侧动作同理。

第 **4** 章

老年人弹力带练习动作

训练目标　**增强髋关节的灵活性。**

呼吸方法　**抬腿时呼气，回到起始姿势时吸气。**

注意事项　**保持膝关节伸直，核心收紧，腰部贴紧垫面。**

◎ 爆发式上台阶练习

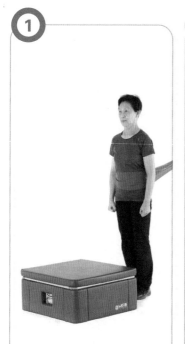

1

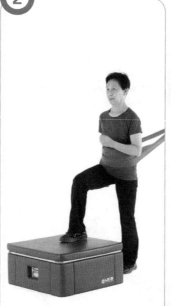

2

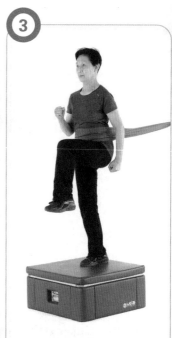

3

身体直立，站立于跳箱后，呈准备姿势，将弹力带中间绕过腰部，两端固定在体后高于腰部的位置。

一侧腿屈髋屈膝，踏上跳箱，同侧手臂向后弯曲。

踏上跳箱的腿快速蹬伸，身体随之向前、向上移动，立于地面的腿在蹬伸后屈膝上抬至大腿与地面平行，双臂也随之反向摆动。对侧动作同理。

训练目标 增强臀部肌群、大腿肌群及核心肌群的力量。

呼吸方法 上台阶时呼气，回到起始姿势时吸气。

注意事项 爆发力动作衔接要连贯，保持身体稳定。

扫一扫，看视频

◎ 迷你带登山

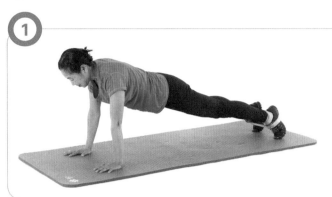

1 以俯卧的姿势撑于垫上，双腿伸直，脚尖撑垫。将迷你带绕过双脚脚底，呈准备姿势。

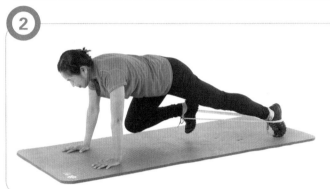

2 保持躯干姿势不变，核心稳定，一侧腿向前屈髋、屈膝至最大限度并保持2~3秒，然后回到起始姿势。

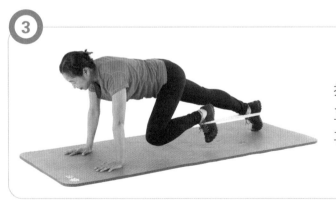

3 换另一侧腿向前屈髋、屈膝至最大限度并保持2~3秒，再回到起始姿势。

训练目标 增强屈髋肌群、核心肌群的力量和稳定性。

呼吸方法 抬腿时呼气，回到起始姿势时吸气。

注意事项 保持核心收紧和身体稳定，动作尽量连贯，避免塌腰。

扫一扫，看视频

◎ 弹力带阻力行走

①

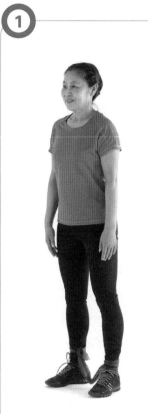

②

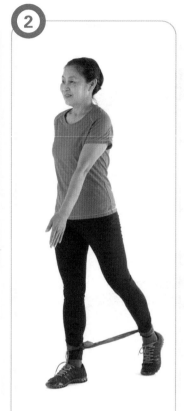

③

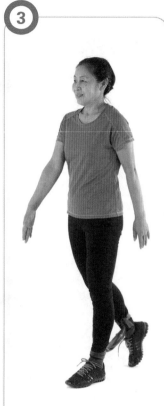

双脚分开站立，将弹力带两端分别绕于双腿踝关节上方，双臂自然下垂。呈准备姿势时，弹力带呈松弛状态。

一侧腿向前迈步至弹力带有一定张力，同侧手臂向后摆动，另一侧腿脚尖蹬地，同侧手臂向前摆动。

两侧腿交替向前行走。

○ 训练目标　**增强股四头肌的力量。**

○ 呼吸方法　**全程保持均匀呼吸。**

○ 注意事项　**保持核心收紧，身体重心稳定。**

扫一扫，看视频

◎ 弹力带前蹲上举

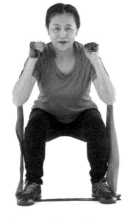

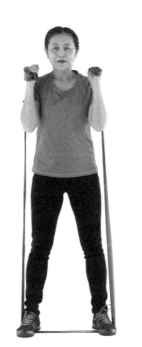

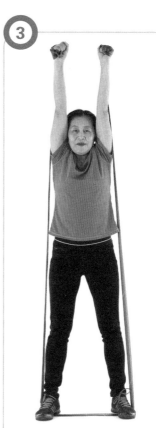

屈髋、屈膝深蹲，双脚的距离略比肩宽。双臂向上弯曲至手部大致与肩部齐平。双手紧握弹力带两端，双脚踩在弹力带中间，呈准备姿势。

保持双手位于肩部前方，伸髋、伸膝，向上拉伸弹力带至身体完全站直。

接着保持躯干及下肢姿势不变，双手竖直向上拉伸弹力带至手臂完全伸直。然后保持2~3秒。

第 **4** 章

老年人弹力带练习动作

训练目标　**增强臀部肌群及大腿肌群的力量。**

呼吸方法　**站直并上举时呼气，回到起始姿势时吸气。**

注意事项　**保持核心收紧和身体稳定。**

扫一扫，看视频

第 **5** 章

老年人弹力带训练计划

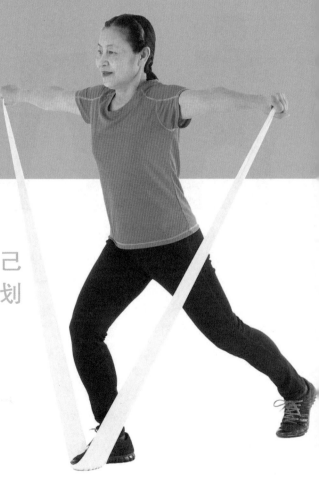

◎ 如何制订适合自己
　 的弹力带训练计划

◎ 训练计划示例

利用一根弹力带可以锻炼到全身，把弹力带抗阻训练纳入自己的日常锻炼中是明智的选择。在训练前，需要评估和了解自己的训练水平，明确自己在弹力带训练中是否存在受伤风险，或者遵照医嘱进行锻炼。在锻炼前，还要明确自己的锻炼目标是什么，然后学习正确的抗阻训练动作，以复合动作作为稳定的动作体系，并加上孤立动作作为调剂，确定每个动作的练习频率、练习组数和次数。按照训练计划长期坚持锻炼，并在每4周左右调整弹力带的厚度，或更换弹力带，通过不断增加训练负荷，提升训练效果。

肩部疼痛、下腰背慢性疼痛、膝关节不适、习惯性崴脚等是常见的身体问题，往往与肌肉不均衡、关节结构不良相关。本章第二节列出了针对身体不同部位的弹力带训练计划，通过进行弹力带训练，可改善身体功能，促进肌肉平衡发展，改善关节功能，增加肌肉量，增强力量。快跟着这些训练计划锻炼起来吧！

第5章

1 如何制订适合自己的弹力带训练计划

◎ 把弹力带抗阻训练纳入自己的日常锻炼中

通过一根弹力带可以锻炼到全身肌群，弹力带具备轻便、可随身携带、可以应用于不同的运动等优点，这是其他力量器械不可比拟的。因此，老年人非常有必要把弹力带抗阻训练纳入日常锻炼计划中。

◎ 评估并了解自己的训练水平

了解自己的训练水平是训练的前提。选择了弹力带，就选择了运动负荷。

◎ 有明确的训练目标

训练的目标有很多，如增加肌肉量、增强力量等。在弹力带训练中，还可以将训练特定身体部位作为训练的目标，如以增强核心力量作为训练目标，或者以增强上肢、下肢力量作为训练目标等。

训练目标有短期目标和长期目标之分，确定目标时应结合自己的实际状况，如果身体功能受限则优先进行康复性训练。

◎ 学习正确的抗阻动作

正确动作能确保动作涉及的全部肌群都合理地参与动作，促进肌肉平衡发展。在抗阻训练时应掌握基本的动作模式，如深蹲、箭步蹲、硬拉、上肢推、上肢拉等。如果不能保证动作正确，建议寻求专业教练的帮助。

◎ 选择训练动作

动作选择取决于训练目的。训练动作分为多关节动作（复合动作）和单关节动作（孤立动作）。多关节动作的功能性更强，可以同时训练多个肌群，训练效率更高。选择的训练动作既要保证稳定性，又要有多样性，既要有复合动作（如深蹲、硬拉、上肢推、上肢拉），又要有不同的变式和孤立动作。

◎ 确定动作的重复次数、组数与间歇时间

在恢复性的康复训练中，应选用阻力较小的弹力带，每个动作的重复次数在15~20次/组，做2~3组，牵拉和放松时动作要缓慢，组间间歇时间大于2分钟。

在以增加肌肉量为目的的训练中，应选用阻力中等的弹力带，每个动作的重复次数在8~15次/组，做2~3组，牵拉动作维持2~3秒，放松还原动作用时2~3秒，组间间歇时间在50秒左右。在以增强爆发力为目的的训练中，应选用阻力较大的弹力带，每个动作的重复次数在3~6次，重复2~3组，每组动作在10秒左右完成，组间间歇50秒左右。在以增强耐力为目的的训练中，应选用弹性系数较低的浅色弹力带，每个动作的重复次数在15~25次，每组动作做2~3组，牵拉动作维持2~3秒，还原动作用时2~3秒，组间间歇时间在2分钟左右。

◎ 长期坚持练习并适时调整弹力带负荷

需要经过较长的时间才能看到弹力带抗阻训练的效果，因此，要坚持锻炼，以形成累积效应，最终达到增强力量、增加肌肉量的目的。

一根弹力带的阻力是固定的，固定的练习动作对身体的刺激是固定的，待使用同一根弹力带练习4周（约1个月）后，身体就会适应，这时就需要更换阻力较大的弹力带，或者通过重叠弹力带来增加阻力。

2 训练计划示例

训练计划分长期、中期和短期计划，这3种计划分别对应年度计划、月计划、周计划。周计划以7天为周期。

锻炼者在开始力量训练前，应熟悉动作模式。主要动作模式包括：上肢水平推、水平拉；上肢竖直推、竖直拉；下肢的深蹲、硬拉动作、弓箭步等。

在具体的训练计划中，第一阶段的重点是增强核心和关节的稳定性，主要通过强度低、重复次数多的训练计划实现；第二阶段训练以增强力量、耐力，增加肌肉及增大肌肉体积为目的。

以下10个计划分别针对不同的身体问题，每个计划的练习频率为每周2~3次，对每个肌群每周训练2~4次，每天最多训练1次，每1个月调整每组的练习次数或者更换为阻力较大的弹力带。

要点提示

慢节奏训练

慢节奏训练可以缓解疼痛和促进相关部位的康复。一般采用向心和离心阶段持续2~3秒的方式。

◎ 肩部疼痛缓解训练计划

肩关节疼痛往往与圆肩驼背等不良姿势有关，这类不良姿势会导致肩关节空间变小，关节不在正常位置，此类疼痛还可能与肩部肌肉激活模式的异常有关。在排除病变问题和急性发作期后，可以通过弹力带练习正确的动作模式，平衡肩部肌肉，稳定肩部周围的肌肉，纠正不良的姿势，进而缓解肩部疼痛。

训练计划示例

▶ 热身（完成1组，动态拉伸时，动作应缓慢，并尽量拉伸至最大限度）

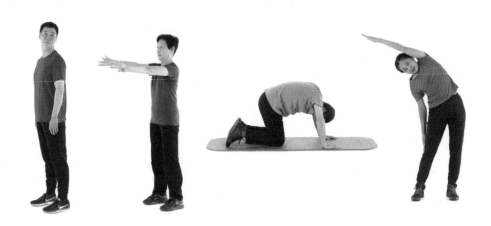

1 动态头部转动
8~12次/侧
第23页

2 动态旋臂
8~12次
第24页

3 动态猫式
8~12次
第26页

4 动态侧向伸展
8~12次/侧
第27页

▶ 训练（完成2组，保持缓慢、有控制的训练节奏*）

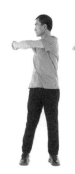 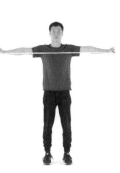 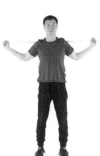 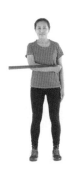 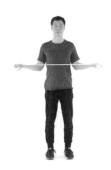

5 动态扭转
8~12次/侧
第28页

1 站姿T字激活
15次
第46页

2 站姿W字激活
15次
第47页

3 肩关节单侧内旋
15次/侧
第48页

4 肩关节双侧外旋
15次
第49页

*训练节奏为用2~3秒拉伸弹力带至最大限度，接着保持2~3秒，最后用2~3秒回到原位。

训练计划示例

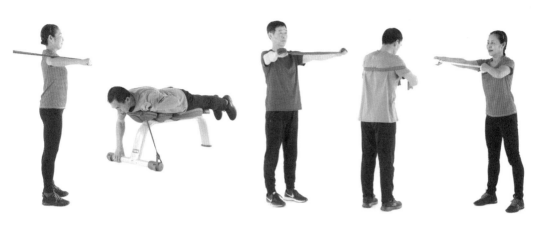

5 侧方阻力肩关节内旋
15次/侧
第50页

6 俯卧单侧肩外旋
15次/侧
第58页

7 站姿反向飞鸟
15次
第77页

8 动态拥抱练习
15次
第51页

9 长号胸前推
15次/侧
第54页

▶ **放松**（完成1组，每个拉伸动作保持30秒）

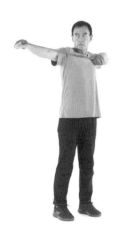
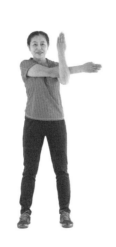
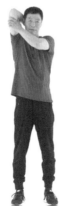
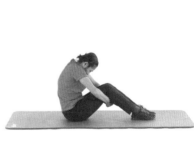

10 弹力带拉弓
15次/侧
第55页

1 手臂交叉
30秒/侧
第34页

2 手臂后伸屈肘后推
30秒/侧
第35页

3 双手固定式含胸低头
30秒
第36页

老年人弹力带训练计划

◎ 下腰背慢性疼痛缓解训练计划

下腰背慢性疼痛主要与静坐时间过长、骨盆位置不良、脊柱姿势不正、腰肌过度使用等有关。在排除病变问题和急性发作期后，可以通过弹力带练习正确的动作模式，使骨盆恢复到正确位置，平衡腹背肌肉力量，纠正不良的姿势，从而有效缓解下腰背慢性疼痛。

训练计划示例

▶ 热身（完成1组，动态拉伸时，动作应缓慢，并尽量拉伸至最大限度）

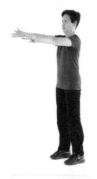
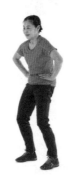
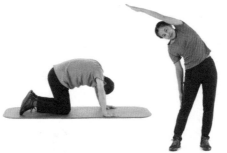
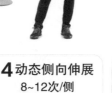

1 动态旋臂
8~12次
第24页

2 动态骨盆倾斜
8~12次
第25页

3 动态猫式
8~12次
第26页

4 动态侧向伸展
8~12次/侧
第27页

5 动态扭转
8~12次/侧
第28页

▶ 训练（完成2组，保持缓慢、有控制的训练节奏）

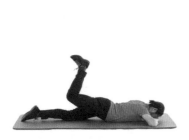
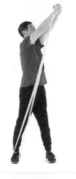
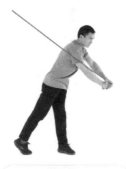
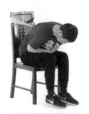

6 动态俯卧式抬腿
8~12次/侧
第29页

1 双臂旋转上提
15次/侧
第90页

2 弹力带旋转下拉
15次/侧
第88页

3 坐姿卷腹
15次
第79页

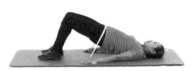

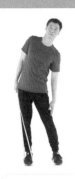

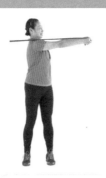

4 躯干侧屈
15次/侧
第102页

5 直臂躯干旋转
15次/侧
第91页

6 弹力带臀桥
15次
第81页

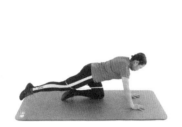

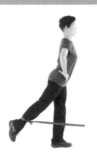

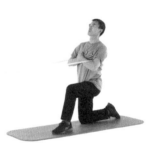

7 髋关节三方向激活
15次/侧
第93页

8 站姿髋关节后伸
15次/侧
第98页

9 弹力带半跪姿挺身
15次/侧
第101页

▶ **放松**（完成1组，每个拉伸动作保持30秒）

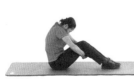

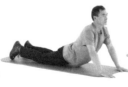

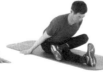

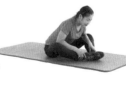

1 双手固定式含胸低头
30秒
第36页

2 眼镜蛇式
30秒
第37页

3 坐式4字拉伸
30秒/侧
第38页

4 坐式蝶形
30秒
第39页

第 **5** 章

老年人弹力带训练计划

◎ 缓解膝关节不适的训练计划

　　膝关节的问题多与髋关节和踝关节有关，如髋关节或踝关节的灵活性或稳定性不足，导致作为传力关节的膝关节承受了过多的重量，成为受力关节。可以通过弹力带训练缓解膝关节的不适。

▌训练计划示例

▶ 热身（完成1组，动态拉伸时，动作应缓慢，并尽量拉伸至最大限度）

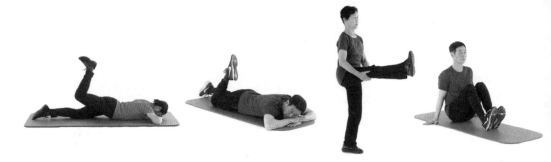

1 动态俯卧式抬腿
8~12次/侧
第29页

2 动态俯卧式屈膝
8~12次/侧
第30页

3 动态伸膝
8~12次/侧
第31页

4 动态坐式屈膝屈伸脚踝
8~12次
第32页

▶ 训练（完成2组，保持缓慢、有控制的训练节奏）

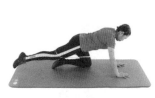 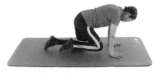 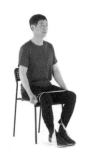 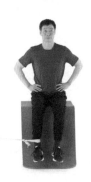

1 髋关节三方向激活
15次/侧
第93页

2 髋关节画圈激活
15次/侧
第94页

3 坐姿髋关节外展
15次
第95页

4 坐姿髋关节内收
15次/侧
第96页

训练计划示例

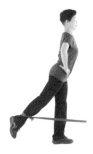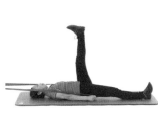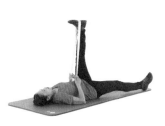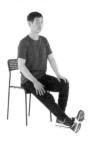

5 站姿髋关节后伸
15次/侧
第98页

6 弹力带牵拉直腿上抬
15次/侧
第123页

7 单腿主动下落训练
15次/侧
第122页

8 弹力带单腿踝背屈
15次/侧
第119页

▶ **放松**（完成1组，每个拉伸动作保持30秒）

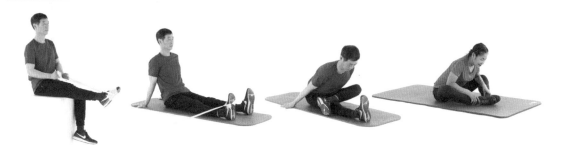

9 弹力带单腿踝跖屈
15次/侧
第120页

10 弹力带抗阻足内翻练习
15次/侧
第121页

1 坐式4字拉伸
30秒/侧
第38页

2 坐式蝶形
30秒
第39页

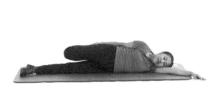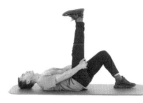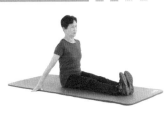

3 侧卧式屈膝
30秒/侧
第40页

4 仰卧式举腿
30秒/侧
第41页

5 动态坐式屈伸
30秒
第42页

第 **5** 章

老年人弹力带训练计划

◎ 腹部塑形训练计划

随着年龄增长，人的体脂率会上升，脂肪容易堆积在腹部，极大地影响形体，也增加了患心血管疾病等慢性疾病的风险。腹部塑性不仅能使人的形体更美观，更重要的是有利于维持身体健康。利用弹力带做针对性的锻炼，可以紧致腹部，预防慢性疾病。

▌训练计划示例

▶ 热身（完成1组）

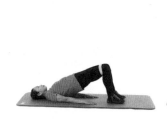 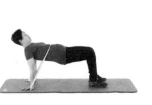 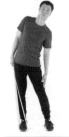

1 迷你带双腿臀桥
30秒
第83页

2 弹力带侧桥
30秒/侧
第82页

3 反向平板
30秒
第84页

4 躯干侧屈
15次/侧
第102页

▶ 训练（完成2组，保持缓慢、有控制的训练节奏）

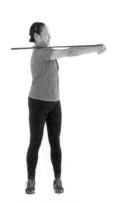 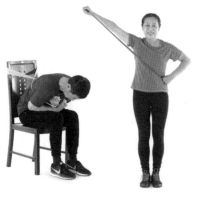 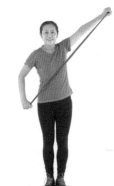 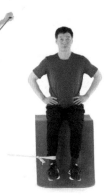

5 直臂躯干旋转
15次/侧
第91页

1 坐姿卷腹
15次
第79页

2 单臂稳定上拉
15次/侧
第86页

3 单臂稳定下拉
15次/侧
第87页

4 坐姿髋关节内收
15次/侧
第96页

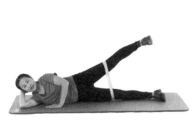

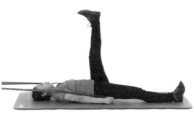

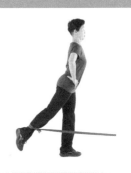

5 侧卧髋关节外展
15次/侧
第103页

6 弹力带牵拉直腿上抬
15次/侧
第123页

7 站姿髋关节后伸
15次/侧
第98页

▶ **放松**（完成1组，每个拉伸动作保持30秒）

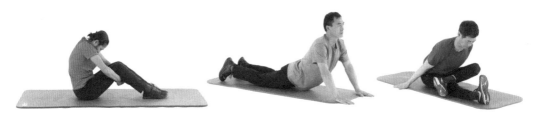

1 双手固定式含胸低头
30秒
第36页

2 眼镜蛇式
30秒
第37页

3 坐式4字拉伸
30秒/侧
第38页

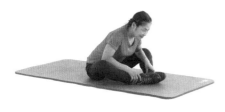

4 坐式蝶形
30秒
第39页

第 **5** 章

老年人弹力带训练计划

◎ 提升平衡能力防跌倒训练计划

提升平衡能力是预防跌倒的关键。平衡能力受核心力量和下肢力量的影响，核心和下肢的力量越大，越有利于预防跌倒。老年人可通过弹力带针对核心和下肢进行训练，以有效预防跌倒。平衡能力训练是老年人预防跌倒不可或缺的训练。

训练计划示例

▶ 热身（完成1组，动态拉伸时，动作应缓慢，并尽量拉伸至最大限度）

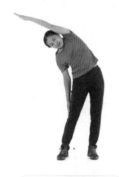 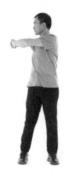 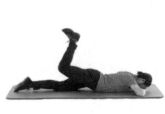 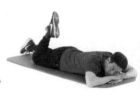

1 动态侧向伸展
8~12次/侧
第27页

2 动态扭转
8~12次/侧
第28页

3 动态俯卧式抬腿
8~12次/侧
第29页

4 动态俯卧式屈膝
8~12次/侧
第30页

▶ 训练（完成2组，保持缓慢、有控制的训练节奏）

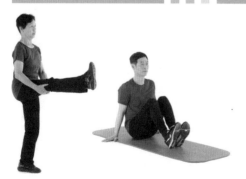 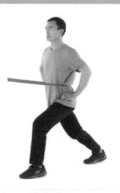 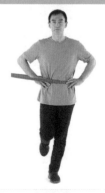

5 动态伸膝
8~12次/侧
第31页

6 动态坐式屈膝屈伸脚踝
8~12次
第32页

1 弹力带弓步平衡训练
30秒/侧
第106页

2 侧向阻力稳定站立
30秒/侧
第110页

训练计划示例

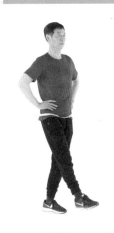 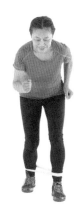 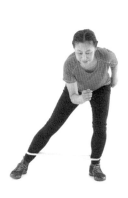 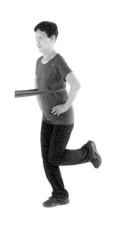

3 弹力带单足稳定站立
15次/侧
第111页

4 迷你带直线走
30秒
第107页

5 迷你带侧向走
30秒/侧
第108页

6 弹力带单腿半蹲静立
30秒/侧
第109页

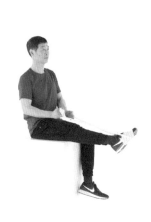 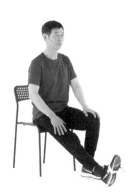 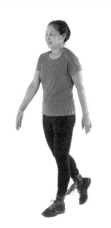 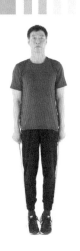

7 弹力带单腿踝跖屈
15次/侧
第120页

8 弹力带单腿踝背屈
15次/侧
第119页

9 弹力带阻力行走
30秒/侧
第126页

10 弹力带提踵练习
15次
第116页

第**5**章

老年人弹力带训练计划

▶ **放松**（完成1组，每个拉伸动作保持30秒）

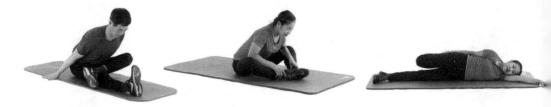

1 坐式4字拉伸
30秒/侧
第38页

2 坐式蝶形
30秒
第39页

3 侧卧式屈膝
30秒/侧
第40页

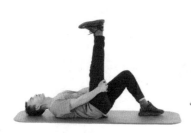
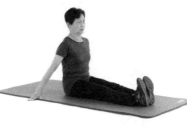
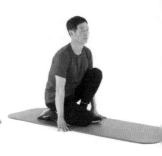

4 仰卧式举腿
30秒/侧
第41页

5 动态坐式屈伸
30秒
第42页

6 坐式思考者姿势
30秒/侧
第43页

◎ 防止习惯性崴脚的训练计划

很多成年人容易习惯性崴脚。在崴伤的脚痊愈后，需要进行针对性的力量训练，以平衡踝关节周围肌肉，防止习惯性崴脚。本计划可有效改善习惯性崴脚。

训练计划示例

▶ **热身**（完成1组，动态拉伸时，动作应缓慢，并拉伸至最大限度）

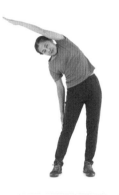 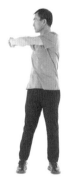 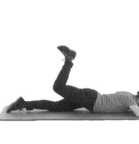 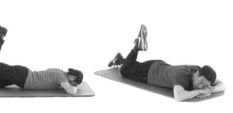

1 动态侧向伸展
8~12次/侧
第27页

2 动态扭转
8~12次/侧
第28页

3 动态俯卧式抬腿
8~12次/侧
第29页

4 动态俯卧式屈膝
8~12次/侧
第30页

▶ **训练**（完成2组，保持缓慢、有控制的训练节奏）

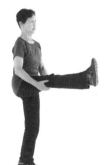 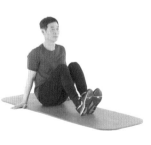 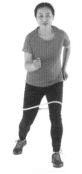 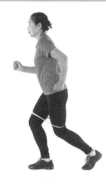

5 动态伸膝
8~12次/侧
第31页

6 动态坐式屈膝屈伸脚踝
8~12次
第32页

1 迷你带横向走
30秒/侧
第100页

2 迷你带纵向走
30秒/侧
第99页

第5章 老年人弹力带训练计划

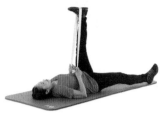
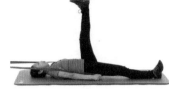
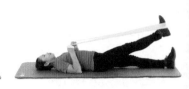

3 单腿主动下落训练
15次/侧
第122页

4 弹力带牵拉直腿上抬
15次/侧
第123页

5 仰卧弹力带蹬腿
15次/侧
第114页

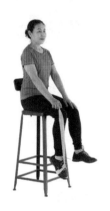
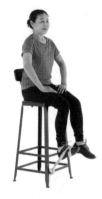
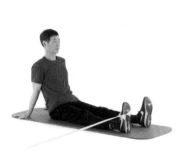
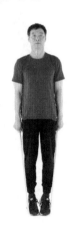

6 坐姿屈膝跖屈训练
15次/侧
第117页

7 坐姿屈膝背屈训练
15次/侧
第118页

8 弹力带抗阻足内翻练习
15次/侧
第121页

9 弹力带提踵练习
15次
第116页

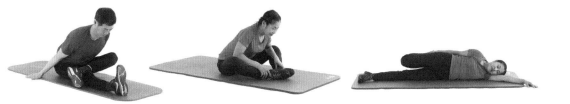

▶ **放松**（完成1组，每个拉伸动作保持30秒）

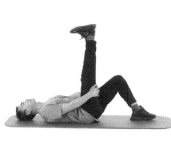

1 坐式4字拉伸
30秒/侧
第38页

2 坐式蝶形
30秒
第39页

3 侧卧式屈膝
30秒/侧
第40页

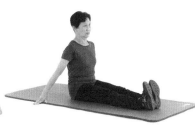

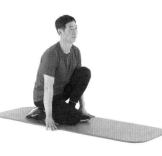

4 仰卧式举腿
30秒/侧
第41页

5 动态坐式屈伸
30秒
第42页

6 坐式思考者姿势
30秒/侧
第43页

第 **5** 章

老年人弹力带训练计划

◎ 增强核心力量的训练计划

　　核心是由腰、骨盆、髋关节形成的一个整体，也称躯干，它具有稳定重心、传递力量等作用。该部位力量不足，会造成重心不稳，并影响上下肢力量的传递。因此，对该部位进行针对性的锻炼能够提高身体稳定性，提升发力能力。

▌训练计划示例

▶ 热身（完成1组）

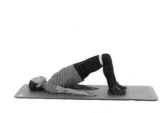
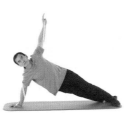
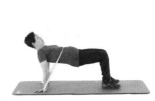
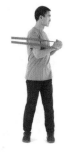

1 迷你带双腿臀桥
30秒
第83页

2 弹力带侧桥
30秒/侧
第82页

3 反向平板
30秒
第84页

4 站姿弹力带躯干旋转
15次/侧
第92页

▶ 训练（完成2组，保持缓慢、有控制的训练节奏）

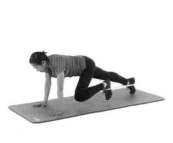
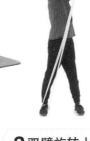
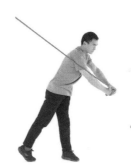
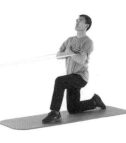

1 迷你带登山
15次
第125页

2 双臂旋转上提
15次/侧
第90页

3 弹力带旋转下拉
15次/侧
第88页

4 弹力带半跪姿挺身
15次/侧
第101页

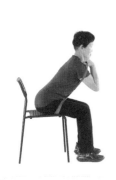
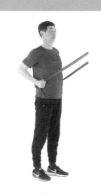
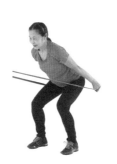
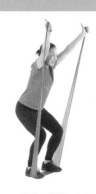

5 弹力带坐位挺身
15次
第76页

6 站姿背阔肌下拉练习
15次
第71页

7 俯身后拉练习
15次
第70页

8 站姿俯身Y字练习
15次
第66页

▶ **放松**（完成1组，每个拉伸动作保持30秒）

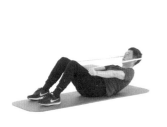
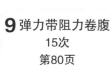
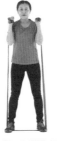
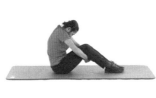
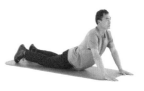

9 弹力带阻力卷腹
15次
第80页

10 弹力带前蹲上举
15次
第127页

1 双手固定式含胸低头
30秒
第36页

2 眼镜蛇式
30秒
第37页

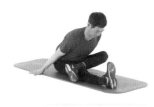
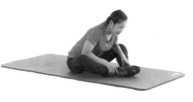

3 坐式4字拉伸
30秒/侧
第38页

4 坐式蝶形
30秒
第39页

第 **5** 章

老年人弹力带训练计划

◎ 增强上肢力量的训练计划

本计划的目的是增强上肢力量，适用于肩关节、腕关节功能无异常的人群。在锻炼前，锻炼者应已经掌握了徒手推、徒手拉的基本动作模式，如果没有，请先学习基本动作模式后使用该计划。

训练计划示例

▶ 热身（完成1组）

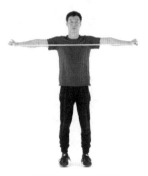 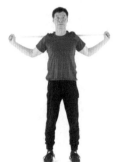 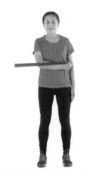 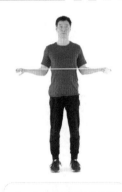

1 站姿T字激活
8~12次
第46页

2 站姿W字激活
8~12次
第47页

3 肩关节单侧内旋
8~12次/侧
第48页

4 肩关节双侧外旋
8~12次
第49页

▶ 训练（完成2组，保持缓慢、有控制的训练节奏）

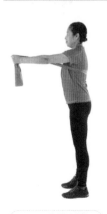 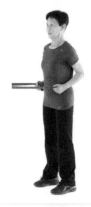 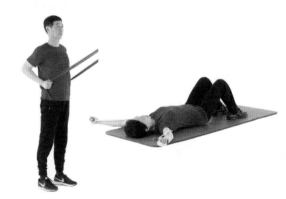

1 胸前水平推
15次
第63页

2 弹力带水平划船
15次
第74页

3 站姿背阔肌下拉练习
15次
第71页

4 哑铃弹力带飞鸟
15次
第78页

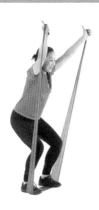

5 站姿俯身Y字练习
15次
第66页

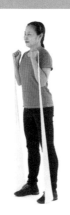

6 站姿双臂肱二头肌收缩
15次
第52页

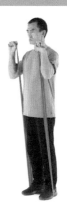

7 双臂反向弯举
15次
第59页

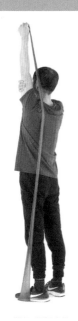

8 单臂过顶肱三头肌练习
15次/侧
第53页

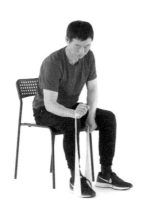

9 坐姿单侧伸腕练习
15次/侧
第56页

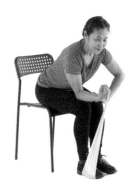

10 坐姿单侧屈腕练习
15次/侧
第57页

第 **5** 章　老年人弹力带训练计划

▶ 放松（完成1组，每个拉伸动作保持30秒）

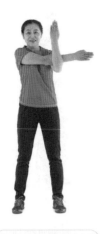 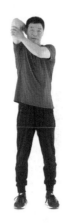 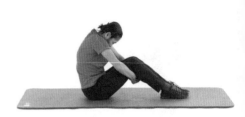

1 手臂交叉
30秒/侧
第34页

2 手臂后伸屈肘后推
30秒/侧
第35页

3 双手固定式含胸低头
30秒
第36页

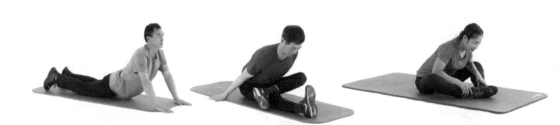

4 眼镜蛇式
30秒
第37页

5 坐式4字拉伸
30秒/侧
第38页

6 坐式蝶形
30秒
第39页

◎ 增强下肢力量的训练计划

本计划的目的是增强下肢力量，适用于髋、膝和踝关节功能没有不适或疼痛的人群。在锻炼前，锻炼者应已经掌握了下肢蹲、弓箭步、硬拉的基本动作模式，如果没有，请先学习基本动作模式后使用该计划。

训练计划示例

▶ **热身**（完成1组，动态拉伸时，动作应缓慢，并拉伸至最大限度）

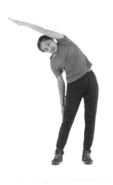 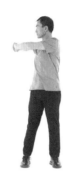 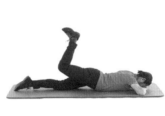 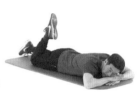

1 动态侧向伸展
8~12次/侧
第27页

2 动态扭转
8~12次/侧
第28页

3 动态俯卧式抬腿
8~12次/侧
第29页

4 动态俯卧式屈膝
8~12次/侧
第30页

▶ **训练**（完成2组，保持缓慢、有控制的训练节奏）

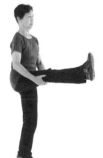 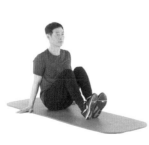 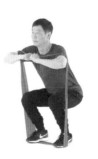 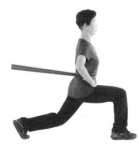

5 动态伸膝
8~12次/侧
第31页

6 动态坐式屈膝屈伸脚踝
8~12次
第32页

1 弹力带架式前蹲
15次
第105页

2 弹力带阻力弓步（腰部阻力）
15次/侧
第112页

第 **5** 章

老年人弹力带训练计划

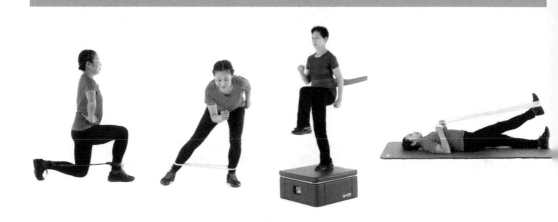

3 弹力带阻力弓步（踝部阻力）
15次/侧
第113页

4 迷你带侧向走
30秒/侧
第108页

5 爆发式上台阶练习
15次/侧
第124页

6 仰卧弹力带蹬腿
15次/侧
第114页

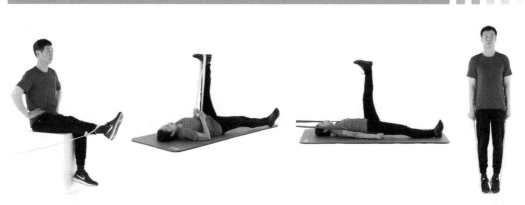

7 坐姿伸膝练习
15次/侧
第115页

8 单腿主动下落训练
15次/侧
第122页

9 弹力带牵拉直腿上抬
15次/侧
第123页

10 弹力带提踵练习
15次
第116页

▶ **放松**（完成1组，每个拉伸动作保持30秒）

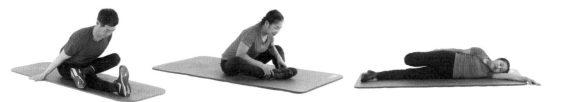

1 坐式4字拉伸
30秒/侧
第38页

2 坐式蝶形
30秒
第39页

3 侧卧式屈膝
30秒/侧
第40页

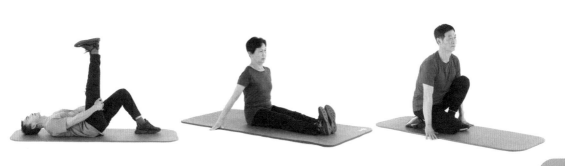

4 仰卧式举腿
30秒/侧
第41页

5 动态坐式屈伸
30秒
第42页

6 坐式思考者姿势
30秒/侧
第43页

第**5**章

老年人弹力带训练计划

◎ 全身性训练计划

　　全身性训练计划，即针对上肢、下肢以及核心的训练计划，训练部位比较全面。该计划适用于身体功能没有问题，如没有关节功能不良以及慢性疼痛等问题的人群。在锻炼前，锻炼者应已经掌握了基本的动作模式，如果没有，请先学习基本动作模式后使用该计划。

▌训练计划示例

▶ **热身**（**完成1组，动态拉伸时，动作应缓慢，并尽量拉伸至最大限度**）

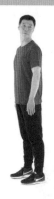 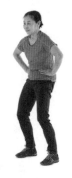 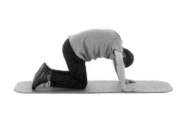

1动态头部转动
8~12次/侧
第23页

2动态旋臂
8~12次
第24页

3动态骨盆倾斜
8~12次
第25页

4动态猫式
8~12次
第26页

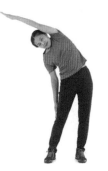 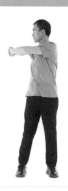 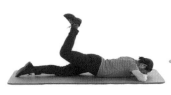 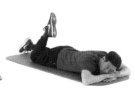

5动态侧向伸展
8~12次/侧
第27页

6动态扭转
8~12次/侧
第28页

7动态俯卧式抬腿
8~12次/侧
第29页

8动态俯卧式屈膝
8~12次/侧
第30页

▶ **训练**（完成2组，保持缓慢、有控制的训练节奏）

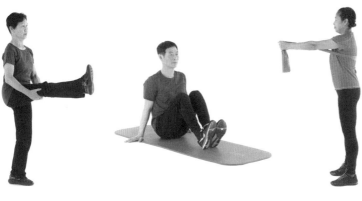
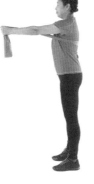
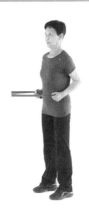

9 动态伸膝
8~12次/侧
第31页

10 动态坐式屈膝屈伸脚踝
8~12次
第32页

1 胸前水平推
15次
第63页

2 弹力带水平划船
15次
第74页

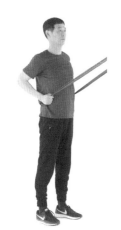
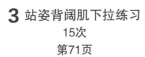
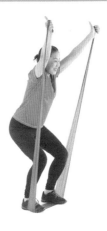

3 站姿背阔肌下拉练习
15次
第71页

4 哑铃弹力带飞鸟
15次
第78页

5 站姿俯身Y字练习
15次
第66页

第 5 章 老年人弹力带训练计划

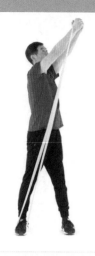

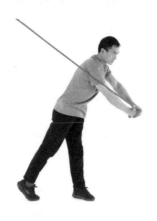

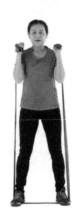

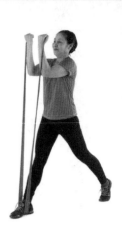

6 双臂旋转上提
15次/侧
第90页

7 弹力带旋转下拉
15次/侧
第88页

8 弹力带前蹲上举
15次
第127页

9 弹力带前弓步
15次/侧
第104页

▶ **放松**（完成1组，每个拉伸动作保持30秒）

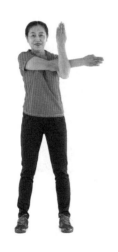

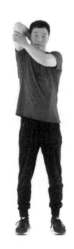

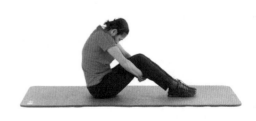

1 手臂交叉
30秒/侧
第34页

2 手臂后伸屈肘后推
30秒/侧
第35页

3 双手固定式含胸低头
30秒
第36页

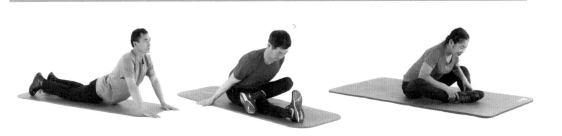

4 眼镜蛇式
30秒
第37页

5 坐式4字拉伸
30秒/侧
第38页

6 坐式蝶形
30秒
第39页

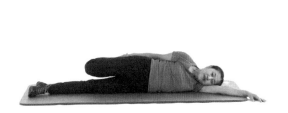

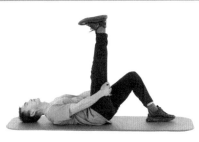

7 侧卧式屈膝
30秒/侧
第40页

8 仰卧式举腿
30秒/侧
第41页

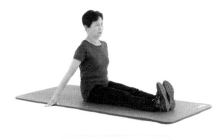

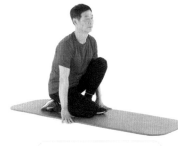

9 动态坐式屈伸
30秒
第42页

10 坐式思考者姿势
30秒/侧
第43页

第 5 章

老年人弹力带训练计划

视频获取说明

　　本书提供了大部分练习动作的在线视频，您可通过微信"扫一扫"，扫描对应页面上的二维码进行观看。

　　步骤1　点击微信聊天界面右上角的"+"，弹出功能菜单（图1）。

　　步骤2　点击弹出的功能菜单上的"扫一扫"，进入该功能界面，扫描书中的二维码。

　　步骤3　如果您尚未关注微信公众号"人邮体育"，扫描后会出现"人邮体育"的二维码。请根据说明关注"人邮体育"，并在点击"资源详情"（图2）后，观看视频（图3）。如果您已关注微信公众号"人邮体育"，扫描后可直接观看视频（图3）。

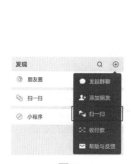

图1

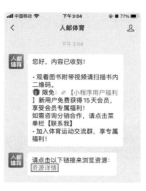

图2

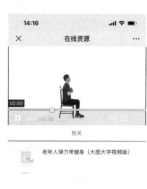

图3

作者简介

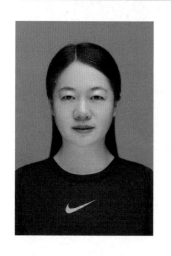

陈秀娟

　　体育教育训练学硕士，体育社会学博士，曾任大学体育教师，现为北京市体育科学研究所群众体育研究室副研究员，并且是运动管理师专家组专家、北京市体育生活化体质促进项目专家组专家、国家和北京市体质监测专家组专家和国家体育总局运动功能评估和综合干预重点实验室成员；多年来从事体质健康促进方面的研究，深度参与10余项国家级、省级、市级及研究所级专项课题，发表论文20余篇，入选"北京市科学技术普及先进个人"。